753人のナースが
実際に聞かれて困った！

日常ケアのエビデンス

執筆・監修：杏林大学医学部付属病院
道又元裕（看護部長）
露木菜緒（集中ケア認定看護師）

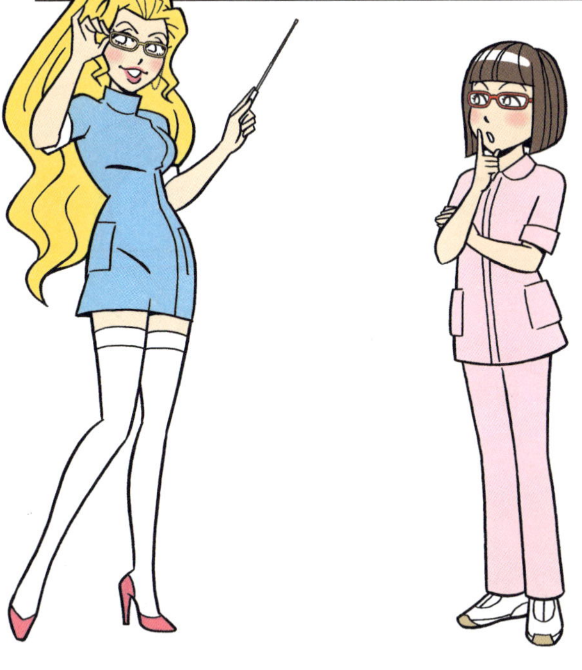

Prologue　スーパープリセプター登場！

SAKURAとみね子、再会する　の巻

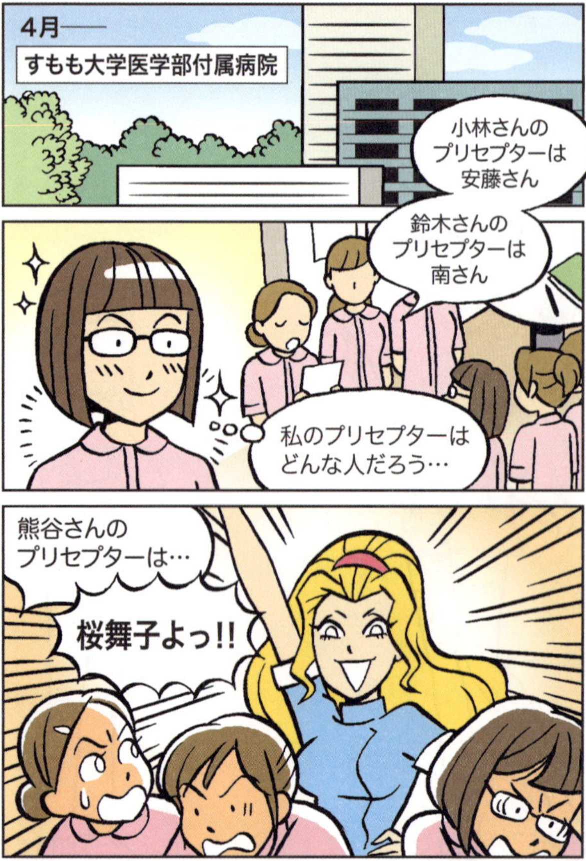

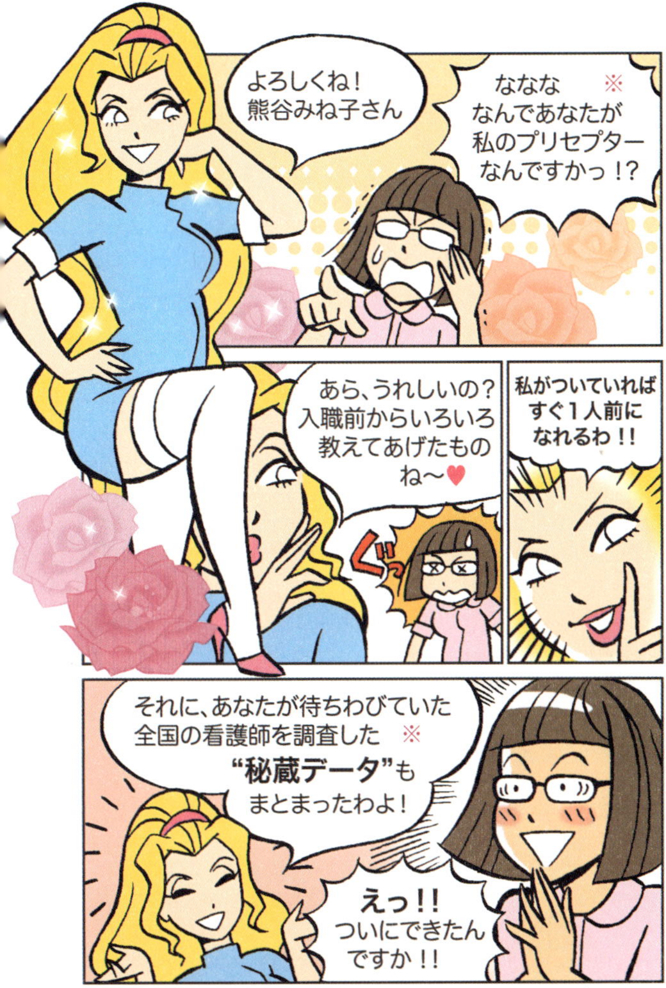

※SAKURAとみね子の出会い、入職前のエピソードは「ナース専科コミュニティ」でチェック！

http://mm.nurse-senka.jp/SAKURA

（「ナース専科コミュニティ」の会員登録が必要です）

Contents

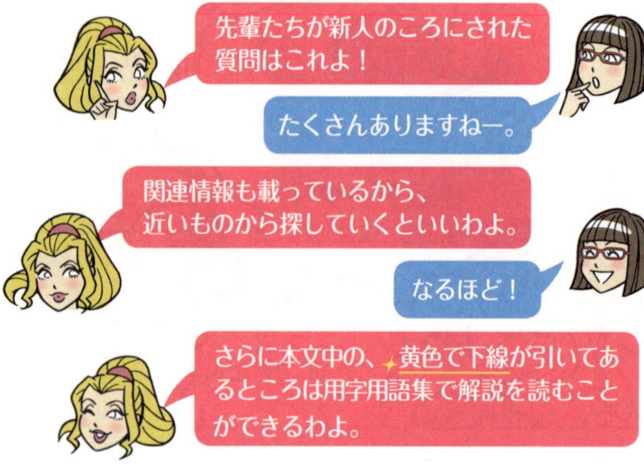

先輩たちが新人のころにされた質問はこれよ！
たくさんありますねー。
関連情報も載っているから、近いものから探していくといいわよ。
なるほど！
さらに本文中の、黄色で下線が引いてあるところは用字用語集で解説を読むことができるわよ。

Contents

cover illustration：森マサコ

cover art direction & design：岡　睦、大矢和音（mocha design）

執筆・監修者プロフィール

道又元裕（みちまた　ゆきひろ）
杏林大学医学部付属病院

循環器外科集中治療室、総合集中治療室を経て、2000 年から日本看護協会看護研修学校の専任教員となる。06 年、同校校長就任。08 年より杏林大学医学部付属病院のクリティカルケア部門統括マネジャーに着任し、その後、同院集中ケア認定看護師教育課程の主任教員を経て、10 年４月同院看護部長に就任、現在に至る。クリティカルケア看護のエキスパートとして、講演、著書多数。

露木菜緒（つゆき　なお）
杏林大学医学部付属病院

浜松医科大学医学部付属病院、ICU・救急部他勤務。同院副看護師長を経て、現在杏林大学医学部付属病院に勤務。2004 年集中ケア認定看護師の資格を取得。

Part 1

日常ケア

で聞かれる質問はコレ！

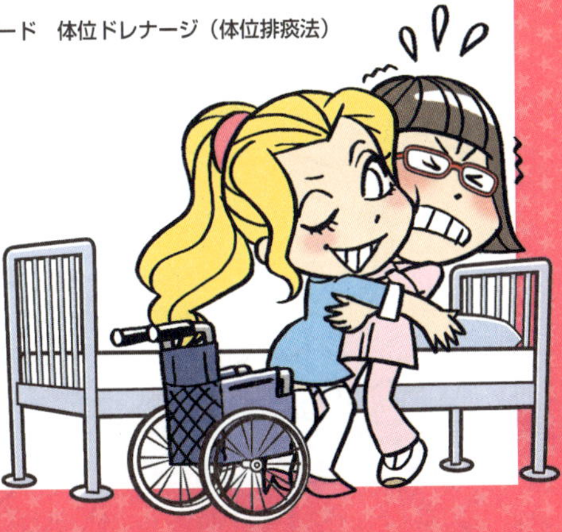

Part 1　日常ケア

どんなケアにも根拠がある！ の巻

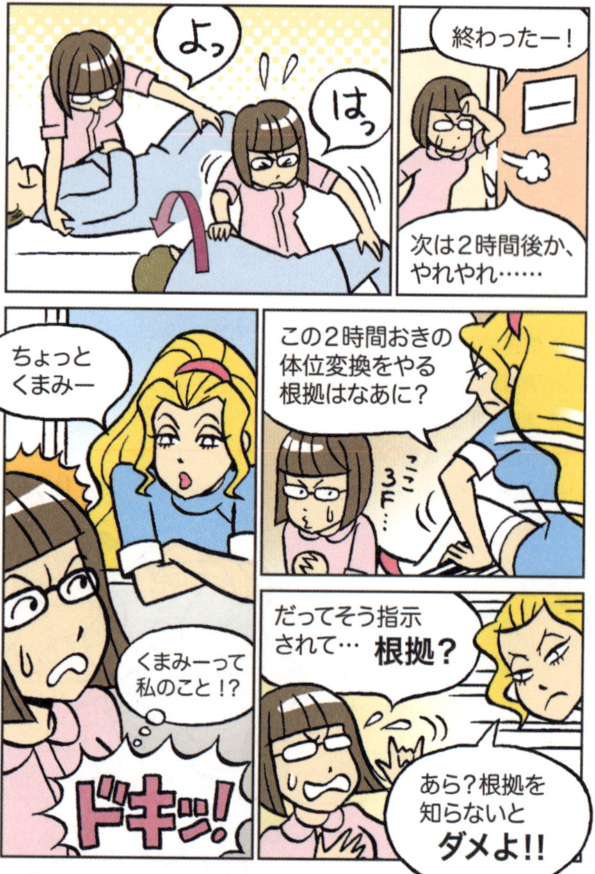

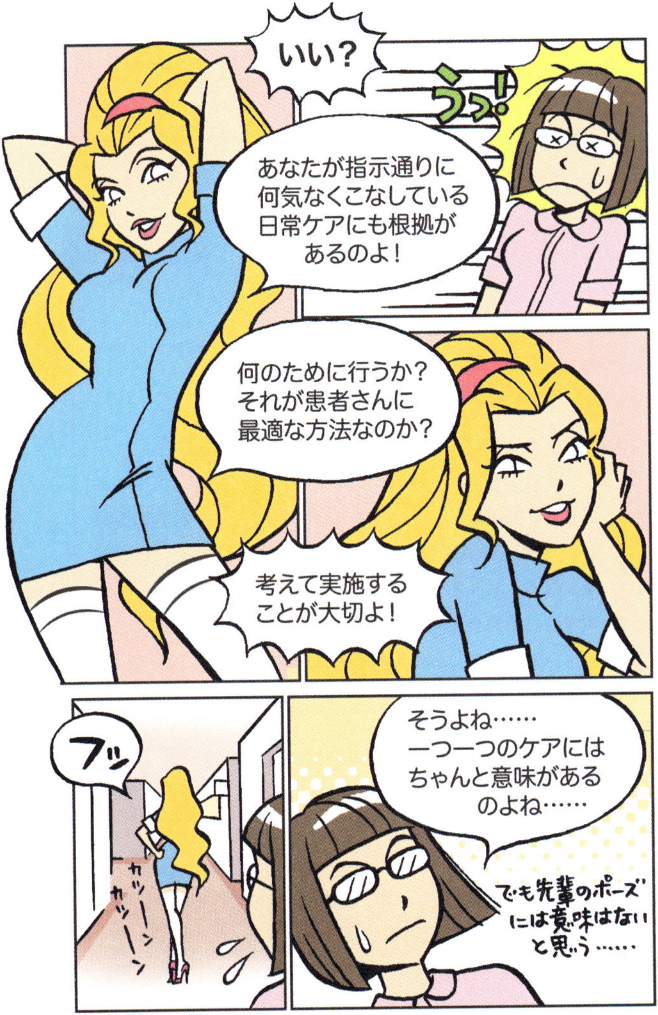
いい？
うっ！
あなたが指示通りに
何気なくこなしている
日常ケアにも根拠が
あるのよ！
何のために行うか？
それが患者さんに
最適な方法なのか？
考えて実施する
ことが大切よ！
フッ
カツーン
カツーン
そうよね……
一つ一つのケアには
ちゃんと意味がある
のよね……
でも先輩のポーズ
には意味はない
と思う……

Question 001

先輩Aさんが新人時代にされた質問よ！

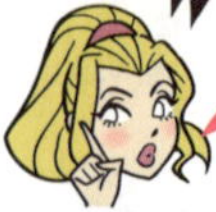

体位変換の目的って何かしら？

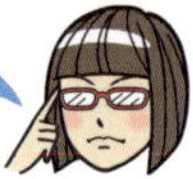

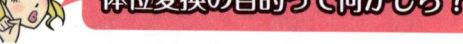

褥瘡を防ぐためですよね？

これが答えよ！

解剖生理的に安楽である状態を維持することよ！

身体の位置を変更することの主な目的は、「同一姿勢によって一定部位に体重がかかる圧迫や、うっ血などの循環障害を軽減して、褥瘡、肺炎を予防するため。また、気分転換を得るため」とされているわ。その大前提として、解剖生理的に不都合を生じないことと、身体各部のアライメントを考慮して、安楽である状態を維持することが大切よ。

解説するわ！

組織循環の変調の予防や拡大阻止のため

体位を変える理由は、一般的には、人は同一体位（姿勢）でいることにより、苦痛を生じるからです。それは、単に身体的苦痛だけではなく、精神的な苦痛も伴います。

それに加えて、医療の中での体位を変えることの目的としては、

✦____はp.184～の用字用語集で解説しています。

同一体位の持続による弊害を取り除くことにあります。身体に一定の荷重力が持続的にかかっていることによって起こる、荷重側肺障害や褥瘡のような循環障害をはじめとした組織循環の変調の予防や、拡大の阻止のために行います。

さらに、重力を利用したドレナージを目的とするものや、リハビリテーションの一環として重力負荷を目的に行うものもあります。臥位から坐位、立位へと進むことが、それに該当します。

一方、「ADLの獲得と拡大を目的に」とも言われますが、これは厳密に言うならば、あまり的を得ていないような気がします。体位を変えただけでは、ADLの獲得と拡大の目的は達し得ないからです。そもそも、ADLは動的なものであり、体位を変えることは、その要素の一部分にしか過ぎないからです。

知っておいて！

体位を変えることは、体位を変更すること

体位変換という用語は、体位交換、略して体交（たいこう）とも呼ばれています。変換は、「かえること」、交換は「とりかえること」という意味があり、どうやら体位は「変換」が正しいといえるでしょう。また、「変更（へんこう）」という言葉も、意味は「変え改める」で、「向きや進路を変更する」などと用いることが多いと思います。つまり、体位を変えることは、「体位を変更する、略して体更（たいこう）」と表現した方が、しっくりくるような気がします。従って、体位を変更することは、目的に応じた身体の位置調整のことで「体位調整」と表現すべきです。

執筆・監修：道又元裕

Column

体位の意味を解釈すると

体位、体位変換という用語は、臨床の中ではさまざまなケアや治療の際に日常的に用いられています。そして、これらに関する用語は、同じ意味や微妙に異なった意味を持ちながら、日本語や英語の表記でも用いられています。

体位は臥位、坐位、立位が静止した状態

体位は、身体の向き、位置、姿勢のことを意味しており、英語ではposture（姿勢）、body position（体位）と表現されています。姿勢とは、ある状態における頭部、体幹、四肢の身体各部の相対的な位置関係を示し、身体の構えやかたち、または重力に対応する身体各部の位置関係を総称しています。

姿勢には立位（standing position）、坐位（sitting position）、臥位（recumbent position:リカンベント位）などを基本として、さまざまな姿勢があり、それぞれに呼称があります。ちなみに臥位とは岩波書店の「広辞苑第五版」では「ふせて寝ること。横たわること」と表されています。英語のrecumbentは「横たわる」という意味で、それにpositionが付くと「横たわった姿勢・体位」となります。

それでは、姿勢と体位は同じでしょうか。広辞苑によると体位は「身体の位置。姿勢」と表され、姿勢は「からだの構え」と表されていますが、姿勢（posture）は臥位、坐位、立位の順に静的から動的な姿勢になるとされ、それが静止した状態を一般に「体位」と呼ぶようです。つまり、立位、坐位、臥位など体位を

示す言葉は、本来は姿勢と同義語ではあるが、姿勢の一部であると解釈できそうです。

名称とどんな姿勢かを覚えておこう

姿勢が静止した状態の「体位」には立位、坐位、臥位を基本に、身体の向き、位置の違いによって、いろいろな呼称があります。さらに、例えば臥位には「仰臥位」や「腹臥位」、「側臥位」、「排痰体位」があります。

体位の種類

種類		姿勢の状態
立位	直立位	まっすぐに立った状態。
	中腰位	中腰の姿勢。 腰を少し上げ、立ちかかった状態。
坐位	長坐位	膝を伸ばし、 背中をまっすぐにした状態の坐位。
	端坐位	下垂坐位。ベッドなどから下肢を下げた状態、または、背もたれのない状態ですわった坐位。足底接地坐位。
	椅子坐位	椅子に腰かけた状態。
半坐位	ファーラー位	ベッドの頭部を 40~60° 挙上した体位。ファーラーというアメリカの外科医が、膿胸の療法としての胸膜剥離術を行う際に、患者さんの頭部を手術ベッド床から約 50cm 程度挙上したことに由来する。
	セミリカンベント体位	上体を 45° 挙上した体位。
	セミファーラー位	ベッドの頭部を 15~30° 挙上した体位。

臥位	仰臥位（背臥位）	仰向けに寝た状態。
	腹臥位	うつぶせ（俯せ・うつ伏せ）、または腹這い（はらばい）になって寝た状態。
	側臥位	身体を横に向けて寝た状態。左側臥位、右側臥位、半腹臥、前傾60°(2/3)側臥位などがある。
	排痰体位	分泌物のある患部を高くした体位（p.18参照）。

検査や治療などに用いられる体位

1.　目的別手術体位

2.　切石位（砕石位）

仰向けになり膝を曲げて両足を上げるという婦人科の診察などでとる体位。

3.　トレンデレンブルク体位（骨盤高位）

骨盤または腰部を高くした体位（p.70「ショック体位」参照）。

4.　足側高位

仰臥位で下肢を挙上し静脈還流量を増加させる体位（p.70「ショック体位」参照）。

5.　シムス位

側臥位となり、上側の大腿を下側の大腿よりも深く曲げる。一般には左側臥位。婦人科や直腸・肛門の検査などでとる体位。

6.　膝胸体位

うつぶせになり、膝と胸の上部を床につけた姿勢。婦人科や直腸・肛門の検査などでとる体位。

医療界では辞書にない言葉が使われることも

ベッドや上体などを、「挙上」するという言葉を日常的に用いますが、この「挙上」という言葉は、実は辞書にはない言葉なのです。挙も上も、「そのもの全体または部分の位置を高くする」という意味があります。つまり、挙上は慣用語として使われているということでしょうか。このことを正当化するならば、「上（うえ）に挙（あげる）」という意味であると説明づけしておきましょう。

医療界には、このような言葉がたくさんあります。例えば、代表的な言葉として「頻回（ひんかい）」があります。実は、この言葉は辞書には存在しません。一般的に正しい言葉は、「頻繁（ひんぱん）」なのです。また、「用手的（ようしゅてき）」もそうです。正しくは「徒手的（としゅてき）」となります。

執筆・監修：道又元裕

SAKURAの
Step Up Lesson

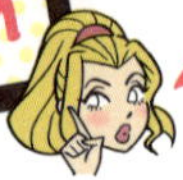
新人にはちょっと
ハイレベルかしら。
でも知っておくと
役立つケアを教えるわ!

知っておきたいキーワード
体位ドレナージ（体位排痰法）

分泌物を排出しやすくするために患部を高くした体位

体位ドレナージとは、正確には「排痰のための体位ドレナージ（postural drainage）」といいます。これは、「排痰体位」ともいい、患部を高い位置にして重力を利用し、痰を貯留している肺区域から中枢気道に移動させることを目的にした体位のことです。

患者さんへの負担を軽減した排痰法

この体位ドレナージのことを、療法（method）として名称を付けているのが「体位排痰法」です。しかし、基本的な体位排痰法の体位は、頭低位など、患者さんに過度の負担を強いることもあります。そこで、患者さんに負担を与えない方法として、基本的な体位排痰法に修正を加えたものが、「修正排痰体位」です。

体位排痰法の注意点

体位排痰法での注意点は、体を動かすことで循環動態に影響を及ぼす可能性があることです。特に、肺疾患の患者さんで喀血や血胸などのある片肺を上にした体位をとると、下になった健康な肺に分泌物が流れ込んでしまうことがあるため、実施できる体位が限られます。実施の前には、全身状態を十分にアセスメントすることが必要です。

修正排痰体位

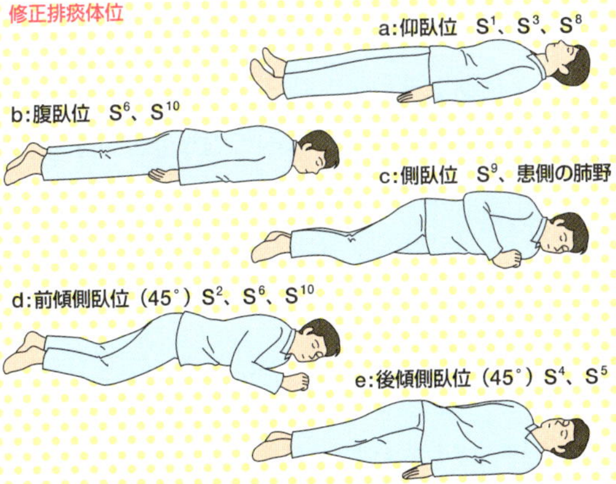

a:仰臥位(肺尖区、前上葉区、前肺底区)
b:腹臥位(上-下葉区、後肺底区)
c:側臥位(外側肺底区、患側上の肺野)
d:前傾側臥位(後上葉区［上-下葉区、後肺底区］)
e:後傾側臥位(中葉、上-下舌区)

※患者状態に問題がなければ、dの前傾側臥位60°、eの後傾側臥位60°が最も効果的とされる。

肺野の分類

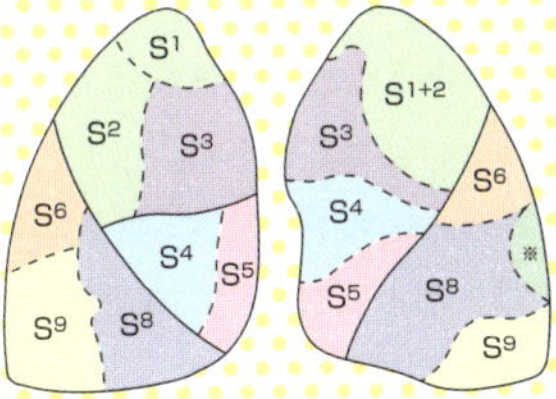

右肺

S^1:肺尖区	上葉
S^2:後上葉区	上葉
S^3:前上葉区	上葉
S^4:外側中区	中葉
S^5:内側中区	中葉
S^6:上-下葉区	下葉
S^8:前肺底区	下葉
S^9:外側肺底区	下葉

左肺

S^{1+2}:肺尖後区	上葉
S^3:前上葉区	上葉
S^4:上舌区	上葉
S^5:下舌区	上葉
S^6:上-下葉区	下葉
※:上枝下-下葉区	下葉
S^8:前肺底区	下葉
S^9:外側肺底区	下葉

執筆・監修：道又元裕

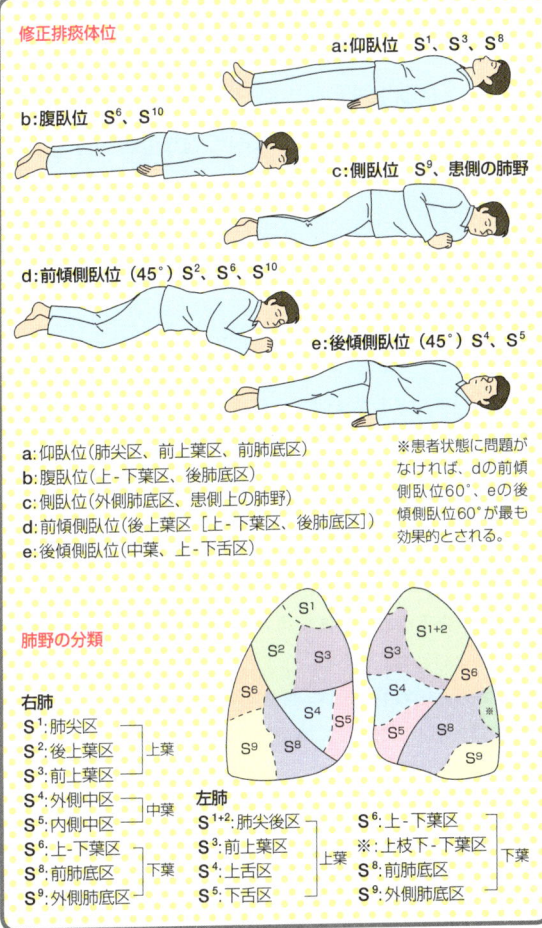

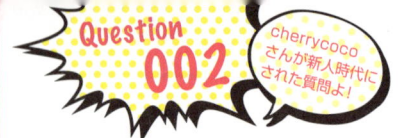

Question 002

cherrycocoさんが新人時代にされた質問よ！

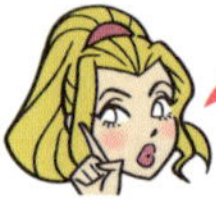

脱水を起こしたら、どうしていけないのか知っている？

ショックを起こすからですか？

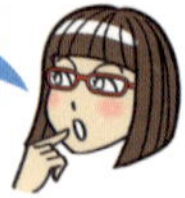

これが答えよ！

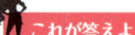

ショックから死に至ることがあるからよ！

脱水（dehydration）とは、生体内の水分量が何らかの原因によって、正常量よりも少なくなってしまった状態で、何らかの病的症状が出現した場合を脱水症というのよ。

生命を維持するために必要な水分が、絶対的に不足したレベルの脱水、つまり脱水量が体重の約15～25%程度減少、または正常体内水分量が健康成人で約60%、小児で約80%減少すると、個体差はあるものの、一般にヒトは死に至るといわれているわ。

だから、頭痛やめまい、食欲低下などの脱水の初期症状を見逃さず、ショックに陥るなどの重篤になる前に、早期の対応が大切なのよ。

解説するわ！

脱水による症状

生体にとって健康を害する程度に脱水が進行すると、脱水の種類にもよりますが、頭痛、めまい、食欲低下、脱力感、悪心・嘔吐、皮膚・粘膜の乾燥（皮膚の緊張度を示すツルゴールが低下）、血圧低下、頻脈、尿量の低下、発熱、嗜眠、精神症状などさまざまな症状が出現します。

重篤になるとショック（全身性急性循環障害）に陥ることもあります。血液・生化学的にはヘマトクリット値の上昇、血清尿素窒素、ナトリウムを中心とした電解質異常などが認められます。

脱水の原因

脱水の原因としては、水分摂取の不足と水分喪失の過剰があります。この二つが同時に起こることも多くあります。

- **発熱─水分摂取量減少、発汗、不感蒸泄増加（呼吸数増加など）**
- **下痢・嘔吐─水分喪失（同時に電解質も喪失）**
- **熱射病・熱中症─水分摂取量減少、発汗（同時に電解質も喪失）**

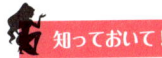

知っておいて！

脱水症の種類

血液の電解質組成により、以下のような種類に分けられます。

- 脱水症
  - 低張性脱水症
    - ナトリウム欠乏性低ナトリウム血症
    - 希釈性低ナトリウム血症
  - 高張性脱水症
  - 等張性脱水症

●低張性脱水症：hypoosmotic dehydration

ナトリウムが多く失われる塩類欠乏性の脱水（低ナトリウム血症による血漿浸透圧低下：血清ナトリウム濃度140mEq/ℓ以下、血清塩素濃度100mEq/ℓ以下が目安）です。血清中のナトリウム濃度が正常の下限よりも低下した病態で、さらに2つのタイプに分けられます。

・ナトリウム欠乏性低ナトリウム血症

著しい水分摂取の不足、発汗、下痢、嘔吐、副腎皮質機能低下症、塩類喪失性腎炎などによって、ナトリウムが正常以下に欠乏した病態で、症状は主に神経や筋肉に認められます。軽度では傾眠や全身倦怠感、筋肉の攣縮・痙縮などの症状がみられる場合があります。また、急速かつ著しい低ナトリウム血症となった場合には、昏睡、全身性の痙攣などの症状を認め、このような状態を「水中毒」といいます。

・希釈性低ナトリウム血症

過剰な水分摂取や過剰な輸液が、主な原因である病態です。多飲症、輸液過剰、あるいは抗利尿ホルモン不適合分泌症候群（SIADH）などが典型的です。また、ナトリウムの貯留があるものの、それを上回る水分の貯留を来したうっ血性心不全、肝硬変、ネフローゼ症候群の体液が希釈されて、結果的に低ナトリウム血症となります。このような病態では、脱水の所見がみられない場合もあります。

低ナトリウム血症によって、細胞外から細胞内への水分の移動が多く起こると、循環血漿量減少（細胞外液量減少）となり、血圧低下、頻脈、ツルゴールの低下などを認めます。一方、細胞内液量は増加することにより、粘膜などの乾燥はないものの、悪心、嘔吐、頭痛、全身倦怠感などの諸症状が出現します。

●高張性脱水症：hyperosmotic dehydration

水分が多く失われる水分欠乏性の脱水（高ナトリウム血症による血漿浸透圧上昇：血清ナトリウム濃度150mEq/ℓ以上、血清塩素濃度110mEq/ℓ以上が目安）です。

著しい発汗の亢進、水分摂取の極度な低下などにより、水分量が絶対的に不足した状態です。ナトリウムは細胞外液に多く分布しており、その水分が少なくなると細胞外液の浸透圧が上昇し、細胞内液が細胞外液へ移動します。その結果、細胞内脱水を来してしまいます。

細胞内から細胞外へ水の移動が起こるので、細胞外液量の減少は軽度で、血圧低下などの循環動態への影響も軽度です。しかし、浸透圧の正常化を目的に、補液などで急激に浸透圧を低下させると脳浮腫、中枢神経合併症、心不全、肺水腫重篤などを起こす危険性があります。

●等張性脱水症：isoosmotic dehydration

脱水で最も遭遇するのが、電解質（ナトリウム）と水分が体液と同じ割合で喪失した混合性の脱水です。口渇を伴うことが多く、ナトリウムを含まない水分を大量に摂取すると、低張性脱水に傾いてしまうことがあります。

執筆・監修：道又元裕

Question 003

やすのあやさんが新人時代にされた質問よ！

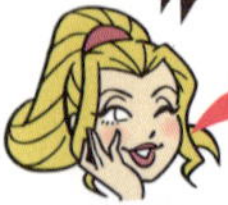

クーリングの効果って何かしら？

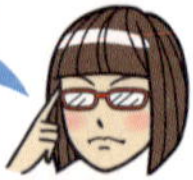

クーリングには
解熱効果がありますよね。

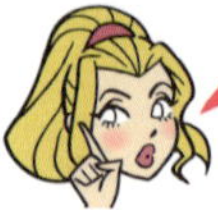

実は頭部クーリングに
解熱効果はないのよ。

これが答えよ！

有効なのは体温調節中枢が障害されたときだけ

氷枕などによる頭部クーリングには、解熱効果はないの。発熱しているとき、腋窩や鼠径にアイスパックなどを当ててクーリングをするけれど、これは、太い血管の血流による熱の移動に冷却を与え、伝導・対流により体温を下げるため。ただ、このクーリングが有効なのは、熱中症か、体温調節中枢に障害を来しているときだけよ。

しかも、腋窩や鼠径にクーリングをすると、一時的に解熱はしても、酸素消費量の増大や代謝の亢進、エネルギー消費の増大となって、シバリングを誘発することもあるから注意が必要ね。

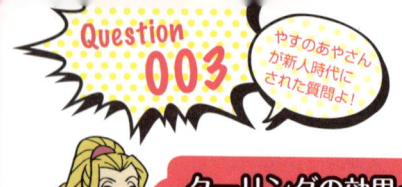

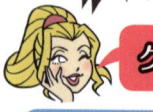

解説するわ！

頭部クーリングが無効なワケ

発熱の原因も考えず、ただ平熱に戻すためだけにクーリングすることは、生体防御反応に反するケアをしていることになり、酸素消費量の増大、代謝の亢進、エネルギー消費の増大など、デメリットになるだけです。また、皮膚にアイスパックなどを直接当てることは、患者さんは「不快」であるとともに、皮膚表面の血管は収縮し、熱放散を妨げます。

頭部クーリングに解熱効果がないのは、脳は頭蓋骨で覆われ、自動調節機能（オートレギュレーション）により、脳内血流・温度は一定に維持されているからです。さらに、頭部表面の血管は細いうえ、クーリングにより血管が収縮すると熱放散を妨げます。従って、頭部のクーリングには意味がないのです。

また、うつ熱は外気温が高く、熱の放散が間に合わずに高体温になった状態で、脳障害で体温調節中枢が障害されているためで、生体が熱を上げようとして高体温になっているわけではありません。この場合と生体が解熱し始めたり、発汗し始めたときのクーリングは、解熱反応を助けるために有効となります。

知っておいて！

発熱は生体防御反応の一つ

そもそも発熱は、生体に病原体などが侵入してきたとき、病原体の増殖抑制、白血球の機能促進、好中球の移動性促進など、免疫応答の促進のために、生体防御反応の一つとして起こります。

執筆・監修：露木菜緒

Question 004

先輩Bさんが新人時代にされた質問よ！

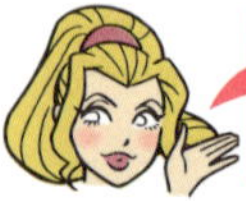

鼻カニューラなどの酸素マスクは、どんなときに使うかわかる？

SpO_2の低い患者さんが着けてます！

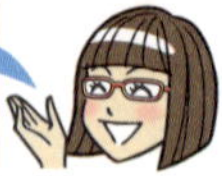

これが答えよ！

酸素化の改善が目的よ

酸素マスクは酸素療法の患者さんに、酸素投与をするためのデバイスよ。だから、酸素療法の目的を理解しておいてね。酸素療法の目的は、動脈血の酸素運搬能を高め、組織の低酸素状態を改善するためよ。適応となる病態には、低酸素血症、極度の貧血、循環不全などがあるわ。一般的な酸素療法の開始基準は、PaO_2<60Torr、SpO_2<90%よ。

解説するわ！

酸素マスクの適応

酸素投与をするときのデバイスには、低流量システムと高流量システムがあり、酸素濃度によって使い分けます。

鼻カニューラでは、低い酸素濃度で酸素化が維持できるときに適応となり、酸素流量は3ℓ／分（約30%）程度となります。

簡易酸素マスクでは、35～50%の酸素濃度が必要なときに適応となります。酸素流量は5ℓ／分以上に維持し、5ℓ／分以下にするときは、鼻カニューラへ変更します。ただし、COPD（閉塞性肺疾患）など高二酸化炭素血症の患者さんは、酸素マスクではCO_2を再呼吸し、CO_2ナルコーシスを合併しやすいため、鼻カニューラを使用します。

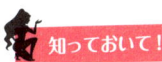

知っておいて！

低流量システムの酸素マスクの種類と特徴

患者さんの呼吸パターンにより、吸入酸素濃度が変わります。

低流量システム

器具	流量／酸素濃度 （ℓ／分）（%）	投与方法と注意事項
鼻 カニューラ	1／24 2／28 3／32 4／36	**鼻にカニューラを当て酸素を投与する方法**　流量が多いと鼻の不快感が強くなり、また吸入酸素濃度の上昇も期待できない。
簡易酸素 マスク	5～6／40 6～7／50 7～8／60	**鼻と口をマスクで覆い酸素を投与する方法**　マスク内にたまる呼気CO_2の再吸入を避けるために、酸素流量は5ℓ/分以上に維持する。
リザーバー つき 酸素マスク	6／60 7／70 8／80 9／90 10／95	**マスクの下に酸素を溜めるリザーバー（袋）をつけ、酸素を投与する方法**　マスク内のCO_2蓄積を予防し、バッグ内に十分な酸素を溜めるために酸素流量は6ℓ/分以上に設定する。長期間の使用には適さない。

執筆・監修：露木菜緒

Question 005

先輩Cさんが新人時代にされた質問よ！

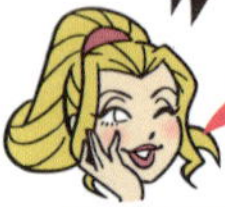

酸素療法で加湿は必要かしら？

気道が乾燥しそうだから…必要？

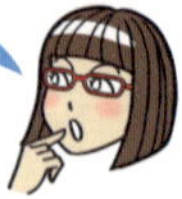

これが答えよ！

低流量では加湿は必要ないとされているわ！

酸素マスクで1回換気量に占める酸素の割合は、低流量システム（3～5ℓ／分）で10％程度。つまり、換気量としては室内気の割合のほうが多いの。だから、酸素を加湿するよりも、室内の温度と湿度を適切な状態にするほうが効果的よ。ガイドラインでも3～5ℓ／分では不要としている場合が多いわ。

加湿が必要なのは、3～5ℓ／分以上のとき。そして気管挿管、気管切開しているときは加温加湿が必要よ！

解説するわ！

室内気を加湿するほうが効果的なワケ

健常成人の安静時の平均1回換気量は30ℓ／分。低流量システムで流入する、3～5ℓ／分程度の酸素を加湿したところで、残りの25～27ℓ／分はマスクの横から空気を吸っています。

高流量システムは、ベンチュリー効果（流体の流れを絞ることによって、流速を増加させる効果）を使用して、成人の1回換気量30 ℓ/分以上の流量を作り出しますが、この場合も室内気と混合させて高流量を作り出すため、酸素濃度40%程度では室内気の割合の方が多くなり、酸素だけを加湿しても効果がありません。

これらの場合、加湿しなくても痰の粘性、自覚症状ともに影響はないとされています。口渇に対しては、酸素を加湿するよりも、含嗽の方が効果的です。

一方、加湿が必要なときは、気管挿管、気管切開しているときです。気管切開患者さんは、高流量システムを使用して加温加湿管理、または人工鼻を使用しなければ、気管からの不感蒸泄が増え、気管分泌物が乾燥し、時には窒息のリスクとなります。

知っておいて！

高流量システムの酸素マスクの種類と特徴

患者さんの呼吸パターンに左右されずに、吸入酸素濃度が一定に保たれています。

高流量システム

器具	流量	投与方法と注意
ベンチュリーマスク	設定酸素濃度ごとに推奨酸素流量が決められている。	24%〜50%までの酸素を供給することができ、濃度ごとに器具が色分けされている。加湿効率は低い。
ネブライザーつき酸素吸入器		ジェット気流により加温した水を霧状にして送るため、加湿効率が高い。酸素の総流量は30 ℓ/分以上を確保でき、酸素濃度は60%まで。

執筆・監修：露木菜緒

Question 006

先輩Dさんが新人時代にされた質問よ！

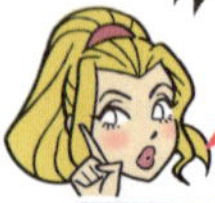

浸出液と漏出液の違いはわかる？

お、同じじゃないんですか…？

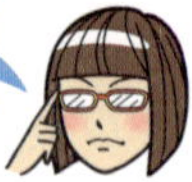

これが答えよ！

浸出液と漏出液は原因が違うのよ！

血管内の体液と細胞成分が、血管外に浸出した体液が浸出液。そして、炎症以外の原因で、うっ血、変性、浮腫が生じて、血管内の体液が漏れ出したものが漏出液なのよ。ちなみにこの二つの正式な漢字を知っているかしら？　浸出液は「滲出液」、漏出液は「濾出液」よ。覚えておいてね。

解説するわ！

浸出液と漏出液

●浸出液（滲出液）:exudation

炎症や悪性腫瘍などが原因となり、炎症局所と隣接組織の血管透過性亢進が起こり、これらの部位を中心に、血管内の体液および細胞成分が、血管外に浸出した液体を浸出液といいます。

血管透過性とは、炎症局所から産生されたヒスタミンなどの化学伝達物質の作用により、炎症局所と隣接周辺の毛細血管壁の間隙が開大したことにより、血管内からの体液移動が通常よりも多くなった状態を指します。

血管透過性亢進の結果、通常は血管外に出ることが極めて少ない血漿タンパク質を含む血液成分が、血管外に浸出します。

浸出液の成分は、漏出液に比べて細胞成分、線維成分（フィブリノーゲン）、グロブリン、アルブミンなどの血漿タンパクの成分が多く、比重1.018以上、タンパク濃度は4.0g／dℓ以上で比較的濃厚かつ凝固性の強い液体です。

●漏出液（濾出液）:transudate

炎症以外の原因により、うっ血、変性、浮腫が生じて血管内の体液が漏出した液体が漏出液です。心不全、低タンパク白血症、肝硬変、腎症候群などで発現します。

浸出液と比べ、タンパク質やフィブリンの含有量は少ないため、比重も低く、希薄性で凝固性も弱いのが特徴です。比重は1.015以下、タンパク濃度は2.5g／dℓ以下です。

知っておいて！

浸出液と漏出液の区分方法

欧米では浸出液と漏出液の差を「タンパク濃度3.0g／dℓ未満及びそれ以上の値」で区分しており、4.0g／dℓ以上、2.5g／dℓ以下が必ずしもインターナショナルな厳密な値ではないようです。つまり、タンパク濃度だけで、浸出液と漏出液を判断することは正しいとはいえず、総合的に判断することが求められます。

執筆・監修：道又元裕

Question 007

ポン太さんが新人時代にされた質問よ！

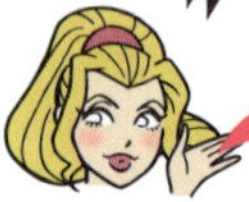

浣腸液の適温をいってみて。

体温と同じくらいかなと…。

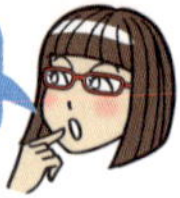

これが答えよ！

ほどよく腸管を刺激する温度が適温よ！

浣腸のメカニズムを知っているかしら？ 腸管を軽度に刺激して、適度の蠕動運動を起こさせ、排便を促すのよ。だから、あまり高温でも低温でもよくないの。浣腸液（グリセリン浣腸液）は、40〜41℃が適温なのよ。

解説するわ！

浣腸の温度の根拠

直腸の温度は、口腔温や腋窩温より高くて、37.5〜38℃。43℃以上の高温では、腸粘膜に炎症が起こりやすくなり、逆に低温では、腸壁の毛細血管が収縮して、血圧を上昇させたり、寒気を起こす場合があります。腸管に適度な刺激を与えつつ、自覚的にも不快感のない温度が約40〜41℃とされています。

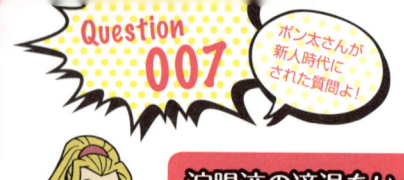

浣腸液の温め時間の目安

実際の温め方については、フィルム包装を外し、50℃の温湯に入れます。60℃以上のお湯を用いると、容器の軟化、変形による液漏れを起こす可能性があるので、注意してください。電子レンジを使用して温める方法は、内溶液の加温が均一に温まらず、また、内溶液の温度も確認できないため推奨されていません。

温め時間の目安

30mℓ の場合	約2分30秒	**60mℓ の場合**	3分～3分30秒
40mℓ の場合	2分30秒～3分	**120mℓ の場合**	3分30秒～4分

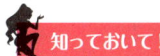

知っておいて！

立位での浣腸は禁忌

カテーテル挿入の長さは、成人の場合は6～10cmです。体格によって個人差はありますが、一般に成人の直腸の長さは、約15cm程度です。浅すぎると肛門括約筋領域を超えずに、グリセリン液が外に漏れやすくなります。逆に10cm以上挿入すると、S状結腸部に到達し、損傷する場合があります。

また、立位での浣腸は禁忌です。それは、立位での浣腸は、直腸横ひだにチューブがぶつかりやすく、過挿入も起こりやすくなるなど、安全な処置ができないためです。浣腸を施行するときは、左側臥位で行います。

執筆・監修：道又元裕

Question 008

先輩Eさんが新人時代にされた質問よ！

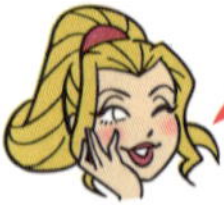

なぜ、消毒後に乾くまで待つか知ってる？

消毒液が皮膚に馴染むからです。

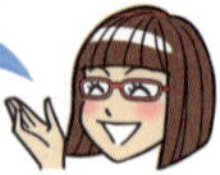

これが答えよ！

皮膚表面が乾燥する瞬間が消毒効果が最大だからよ！

70％エタノール（アルコール）やイソジン（ポビドンヨード）で、消毒効果が最も期待できるのが、塗布後に消毒液が蒸発して、皮膚表面が乾燥する瞬間だからよ。

解説するわ！

塗布後消毒効果が最大になる時間

イソジンには、水溶液に含まれるヨウ素の酸化作用による殺菌作用もあり、ヨウ素の濃度が高いほど殺菌力が高まります。つまり、蒸発して乾燥したときに最も消毒効果が高まるのです。それには、皮膚に塗布後、30秒から2分程度が必要です。皮膚表面と消毒液が単に接しただけでは、消毒効果は期待できません。

執筆・監修：道又元裕

Question 009

先輩Fさんが新人時代にされた質問よ！

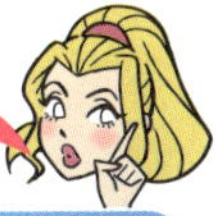

「清潔」「不潔」って、どんな状態？

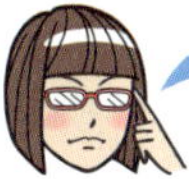

清潔とは、
汚れがなく衛生的で…。

これが答えよ！

医療現場と日常生活の「清潔」は違うのよ！

医療現場の「清潔」とは、「すべての微生物を死滅させた状態（滅菌された状態、無菌状態、無微生物）」あるいは「完全に滅菌できないけれども（一部の微生物は生存しているが）、生体にとって害はないクリーンな状態」といえるわ。

そして不潔とは、清潔でないすべての状態を指すのよ。

解説するわ！

「清潔操作」と「不潔操作」ははっきり区別する

さまざまな操作で、「清潔」「不潔」の区別をします。例えば、消毒薬で消毒された範囲、滅菌手袋に覆われた表面、滅菌された布で覆われた表側や鑷子の先端などが「清潔」に相当します。「清潔」以外は「不潔」として扱われ、「清潔」な物品でも、一度でも「不潔」の部分に触れたら、それは「不潔」となります。

執筆・監修：道又元裕

Question 010

先輩Gさんが新人時代にされた質問よ！

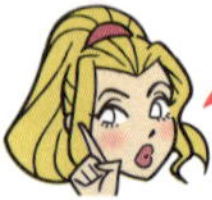

経鼻吸引で気管の痰を取ることはいけないこと？

詰まっている痰は取らないと…。

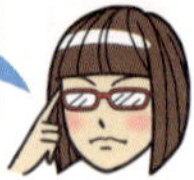

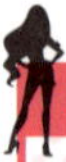

これが答えよ！

日常的に行うのはダメ！
あくまでも緊急時のオプションよ

経鼻吸引は、患者さんに大きな苦痛を強いる場合のほうが多い手技なのよ。だから、(1) 鼻から喉にかけて分泌物がある場合、(2) 喉頭から気管分岐までに痰があって、それで気道閉塞などが緊急的に起こり得る場合（可能性がある場合）という、あくまで緊急時のオプションとして行うことが大前提よ。日常的に経鼻的気管吸引を選択、実施してはダメよ。

気管の排痰には、体位ドレナージ、咳嗽をサポートする呼吸理学療法、脱水を是正する体液管理、薬剤によるコントロールなどの手技を総合的に駆使すべきなのよ。

解説するわ！

カテーテルが気管に到達する確率は低い

そもそも、経鼻的にカテーテルを挿入して気管に到達する確率は、どの程度でしょうか。この手技の確実性と安全性は、どの程度担保できますか？　酸素能は本当に回復するのか、むしろ低下することが極めて多いはずです。なぜなら、正常な換気運動を防げたり、抑制することになるからです。

さらに、経鼻的にカテーテルが気管に挿入されることで、病原微生物を下気道に押し込む可能性が高くなります。患者環境の汚染を招き、無菌レベルでの維持ができなくなるという懸念もあります。

もし、患者さんの気管が、分泌物によって閉塞してしまう事態になったら、緊急的措置が必要ですが、信頼性の乏しい手技をあえて選択するのではなく、確実性の高い方法を選択するほうが患者さんには有益です。そのため、緊急的措置としては、気管支鏡、トラヘルパー、ミニトラック、気管挿管などを実施します。

執筆・監修：道又元裕

Column

経鼻吸引の準備と手技のコツ

・吸引カテーテルの選択

粘膜を傷つけないために、やわらかい吸引カテーテルを選択します。吸引カテーテルの太さは、3〜4mm（10〜12Fr）を使用。

・経鼻吸引のタイミング

明らかに喉元に痰が貯まりゴロゴロしている場合や、吸入後、ハフィングで痰が十分に喀出できないときのサポートとして行う。

・患者さんへの説明

吸引カテーテルを挿入する前に、ていねいに説明する。しっかり説明しておかないと、患者さんが緊張して顔に力を入れ、鼻腔が狭くなり、吸引カテーテルが挿入しにくくなる。

・姿勢

吸引カテーテルを挿入しやすいベッドの高さは、水平位か10〜15°の頭部挙上。患者さんの顎を少し上げてもらうと、吸引カテーテルは気道のほうに進みやすくなる。気管挿管するときのスニッフィング・ポジションをイメージするとよい。

・挿入の位置

感染などのリスクがあるので、吸引カテーテルの挿入は、咽頭の位置までが一般的とされているが、臨床の場面では、咽頭の位置では十分に排痰ができず、酸素化に影響を及ぼすことがある。そのため、やむなく吸引カテーテルを気道近くまで挿入することもある。

・挿入方法

吸引カテーテルは、蒸留水につけるとすべりがよくなり、挿入しやすくなる。吸引カテーテルを顔に垂直に挿入したとき、手をゆっくりひねりながら、鼻腔から喉頭までの流れを確認して進めていく。吸引カテーテルが喉元まで進んだところで、患者さんに咳をしてもらうと喉頭蓋が開き、気道に吸引カテーテルを挿入しやすくなる。

・吸引圧

経鼻・口腔の吸引圧は100～150mmHg（13～20kPa、もっと低い圧でもよい）で、通常の人工気道時の吸引圧よりも、低い圧で行う。吸引カテーテルは完全に折らず、少し圧がかかる程度で挿入をしていくとうまく痰が引け、患者さんの苦痛もやわらぐ。

執筆・監修：道又元裕

参考文献

[p12-13　体位変換]

(1) 道又元裕、中田諭：早期回復にむけた体位変換とモビライゼーション、Nursing Today、p.5-7、21（8）、2006.

(2) 道又元裕：急性期だからこそ知っておきたい早期回復につながるケアとやってはいけないケア、エキスパートナース、p.32-35、21（10）、2005.

[p15-16　体位の種類]

(3) 礒岩寿満子、他：姿勢・移動に関するリハビジテーション、系統看護学講座別巻 3、ハビリテーション看護、p.118-119、2003、医学書院 .

[p18-19　体位排痰法]

(4) 神津玲、他：体位排痰法（1）、呼吸器ケア、p.6-8、2（1）、2004.

(5) 神津玲、他：体位排痰法（2）、呼吸器ケア、p.4-5、2（2）、2004.

(6) 石山 都、小林恵子：吸引困難五大ケースの攻略法教えちゃいます！、ナース専科、31（10）、2011.

[p24-25　クーリングの効果]

(7) 渡邊達夫：発熱研究の今昔、臨床体温、27（1）、p.3-9、2009.

[p.26-27　酸素マスク、p.28-29　酸素療法での加湿]

(8) 妙中信之：コメディカルのための呼吸療法マニュアル、メディカ出版、2003.

[p32-33　浣腸液の適温]

(9) 健栄製薬：ケンエーG浣腸液 50%　インタビューフォーム

Part 2

フィジカルアセスメント

で聞かれる質問はコレ！

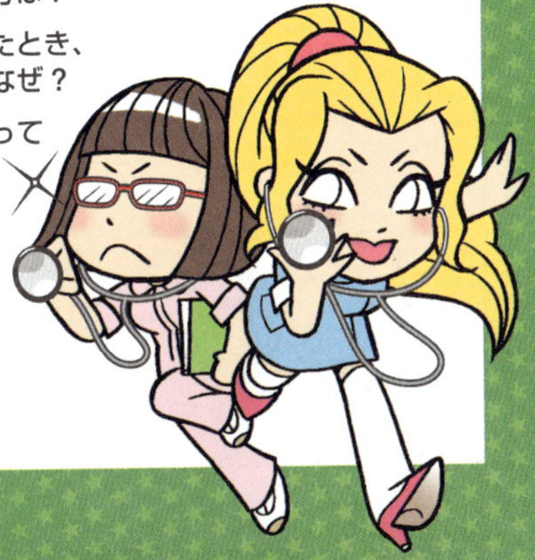

Part 2　フィジカルアセスメント

「いつもと違う」を見抜け！ の巻

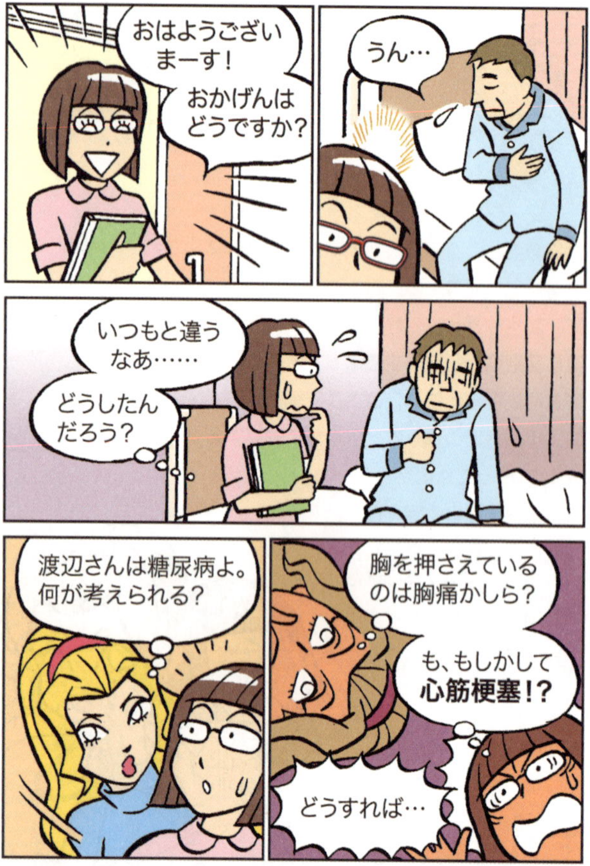

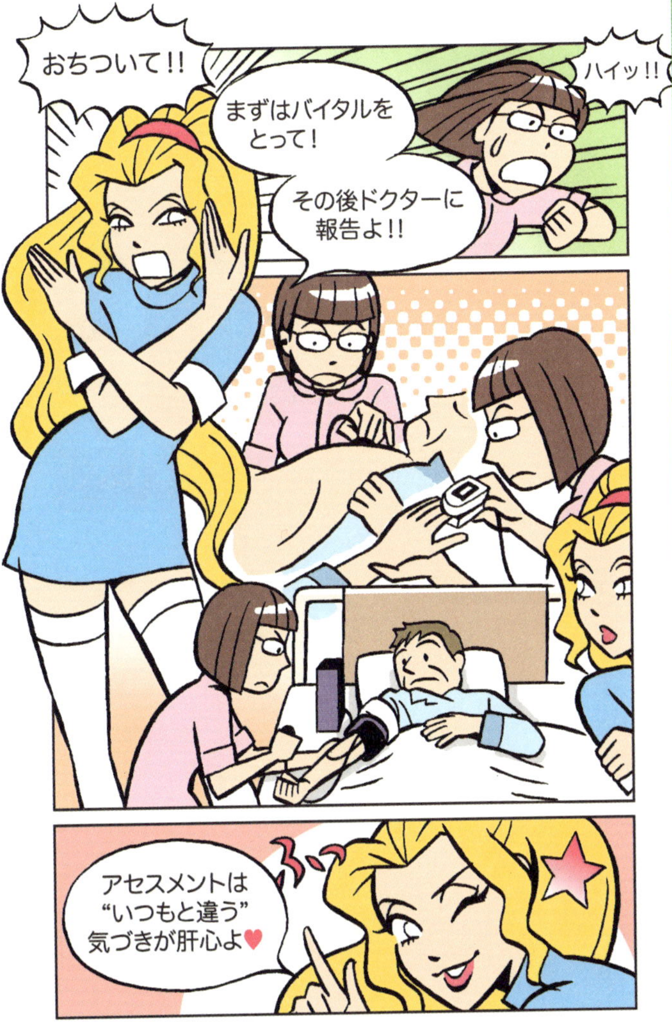
おちついて!!
まずはバイタルをとって!
その後ドクターに報告よ!!
ハイッ!!
アセスメントは“いつもと違う”気づきが肝心よ♥

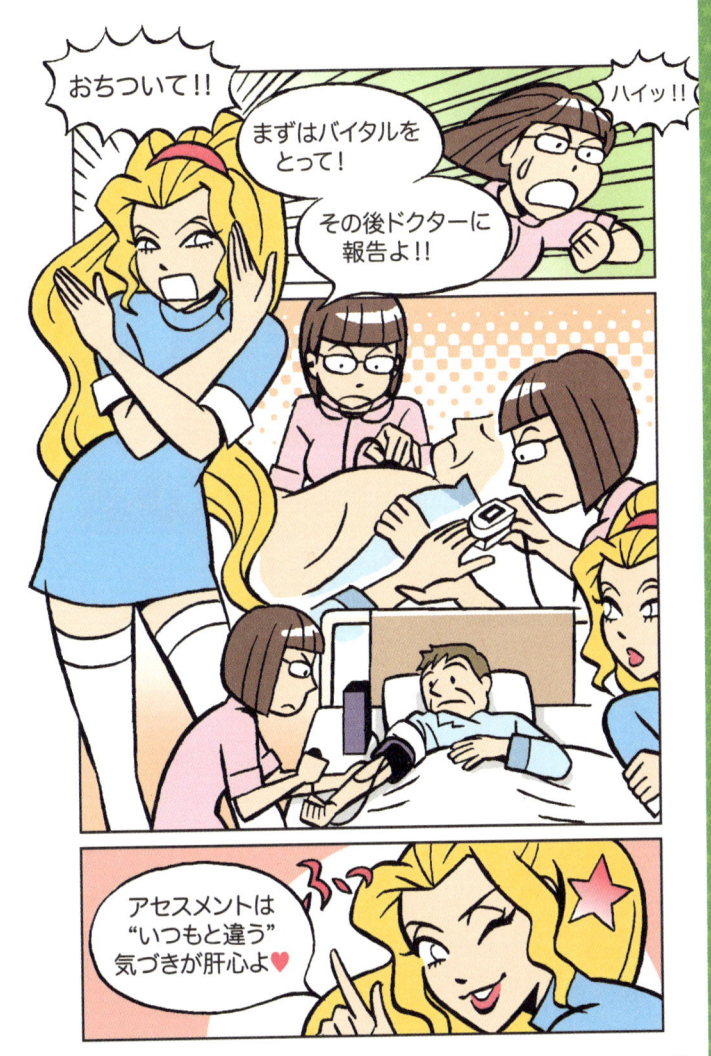

Question 011

先輩Hさんが新人時代にされた質問よ！

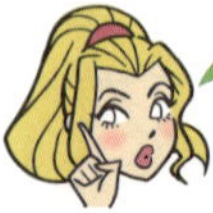

フィジカルアセスメントとフィジカルイグザミネーションの違いはわかる？

フィジカルアセスメントは大学で学びましたが、フィジカルイグザミネーションは初めて聞きました。

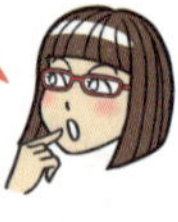

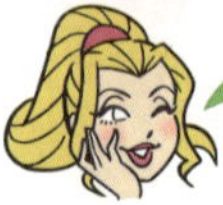

どちらも看護師の基本中の基本よ！

これが答えよ！

フィジカルアセスメントはさまざまな情報を統合して、患者さんの身体的健康問題について評価すること。
フィジカルイグザミネーションは、視診・触診・打診・聴診・嗅診の方法を用いて患者さんの身体的状態を把握することをいうのよ。

主観的情報 ＋ 客観的情報［インタビュー
フィジカルイグザミネーション］

フィジカルアセスメントっていうのは、患者さんを観察し、可能ならインタビューによって健康歴の主観的情報を聞き、観察と科学的な検査、さらにフィジカルイグザミネーション（身体診査）を行い、これらの情報を統合して、患者さんの健康問題について評価すること。

フィジカルイグザミネーションは視診、触診、打診、聴診、嗅診によって構成されているものをいうの。主な目的は①患者さんの健康状態のベースラインのデータ収集、②既往歴などから補足データの確認、あるいは反論、③医学判断の確認と確定、④患者さんの健康状態の変化および治療方法に関する臨床判断、⑤治療・ケアの生理学的アウトカムの評価よ。

解説するわ！

3つのステップで構成されている

フィジカルアセスメントは、通常3つのステップによって構成され、それは別々に、あるいはほぼ並行して行われます。3つのステップは、基本情報を得るインタビューと一般状態の観察、種々の検査データによるスクリーニング（ステップ1）、次に系統的インタビューによるシステムレビュー（ステップ2）、さらに身体を医療者のスキルによって診査する系統的フィジカルイグザミネーション（ステップ3）によって構成されています。

この内、基本情報インタビューと系統的インタビューは、問診によって導き出される主観的情報です。一方、一般状態の観察、検査データ、系統的フィジカルイグザミネーションは客観的情報として位置づけられます。

これらの情報収集には、意図的に目的を持ったインタビューの技術や精度の高い検査方法、正しい診査技術が基本となります。そのうえで、データの意味づけを関連づけ、統合したりする専門的知識と洞察力による判断、評価が必要です。さらには経験の積み重ねによって洗練された技術や知識も大きなちからとなります。

フィジカルアセスメント3ステップ

1	**スクリーニング** ・基本的情報インタビュー（主観的情報） ・一般状態の観察（客観的情報） ・検査データによるスクリーニング（客観的情報）
2	**システムインタビュー** ・系統的インタビュー（主観的情報）
3	**系統的フィジカルイグザミネーション**（客観的情報）

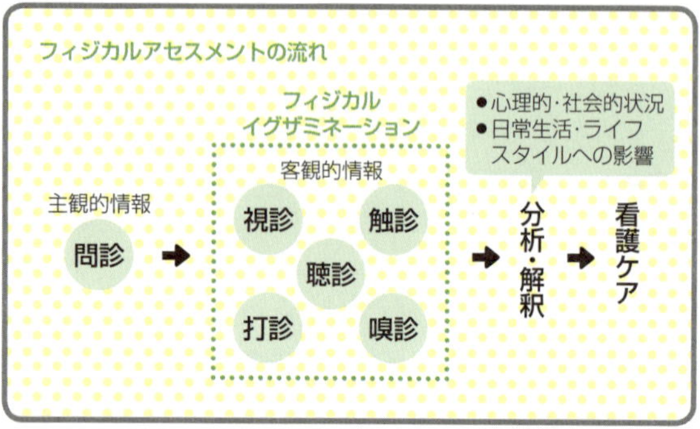

知っておいて！

知識と訓練で精度を高める

フィジカルアセスメントの精度を高めるためには、正常と異常とを区別するための解剖生理、疾病、病態などに関する基本的知識を得るための幅広い学習と、診査の結果が有益となるための技術訓練を重ねることなしではできません。

そのためには、ある特定の疾病や症状を持つ患者さんのフィジカルアセスメントを行う場合にでも、特定範囲に関連した項目、事柄はもちろんのこと、頭頸部・顔、上肢、胸部・背部、腹部、消化管、生殖器、下肢、筋・骨格系、神経系の状態までhead to toe（頭からつま先まで）なチェックが基本です。そして、種々の検査データやモニタリングデータ、患者さんの主観的情報とを組み合わせて、統合的に特定範囲だけでなく、全身状態と関連づけてアセスメントすることが重要です。

執筆・監修：道又元裕

Question 012

genkiさんが新人時代にされた質問よ！

様子がおかしい患者さんをみつけたら、まず何をすればいいと思う？

人を呼びます！

人を呼ぶことも大切だけど、看護師ならその前に確認しなきゃならないことがあるのよ。

これが答えよ！

まずは声をかけて、意識があるかどうかをみて！

急変時の対応で最初にすべきことは、肩を叩きながら「大丈夫ですか?」と声をかけて反応があるかどうかの確認。反応がなければ通報ね。院内であれば救急コール（ドクターコール）し、人手を集めて、モニター・救急カート・AEDを集めて。その間に、呼吸・循環の確認しておけばいいのよ。

解説するわ！

A-B-CからC-B-Aへ

以前は、呼吸の有無は、胸郭の動きと呼気を「見て・聞いて・感じて」確認していましたが、AHAガイドライン2010では変更され、胸の動きを見て「呼吸をしていないか、死戦期呼吸」であれば胸骨圧迫を開始します。つまり、Airway → Breathing → Circulation　A-B-Cの順でしたが、C-A-B　Circulation → Airway → Breathing　になりました。頸動脈の確認も可能なら行いますが、脈の有無の判断に時間をかけず、胸骨圧迫を速やかに行うことを推奨しています。これは､意識がない場合の対応です。

意識のある急変時も「意識・呼吸・循環」を確認します。肩を叩きながら「大丈夫ですか?」と声をかけたときに、反応があれば循環があります。発語があれば気道は開通し、呼吸があると考えられます。

具体的には、意識があったときは、はっきりしているか否かを確認します。最初はJCS（p.68参照）でⅠ桁なのか、Ⅱ桁以上なのかという程度の把握でよいでしょう。可能であれば瞳孔を確認して、偏視や対光反射を確認します。次の呼吸は、発語があるか、会話が可能か、努力呼吸はあるか、循環は、脈の触知ができるか、末梢冷感や皮膚湿潤がないか、爪のリフィーリングタイム（爪を押したときに、血色が戻る時間のこと）は3秒以内か、つまりショック徴候がないかを確認します。急変対応として急ぐか急がないかは、意識混濁の有無とショック徴候の有無につきます。意識混濁・ショック徴候があれば、それだけ医師に伝え、モニター・救急カートを集めます。

知ってておいて！

急変時には意識・呼吸・循環の確認

「なにか変だ」と急変に気づいたら、意識・呼吸・循環の確認をし、その有無や低下で対応が変わってきます（下**図**）。そして、急変時の対応で重要なことは、「患者の側を離れない」ことです。

急変対応のアルゴリズム

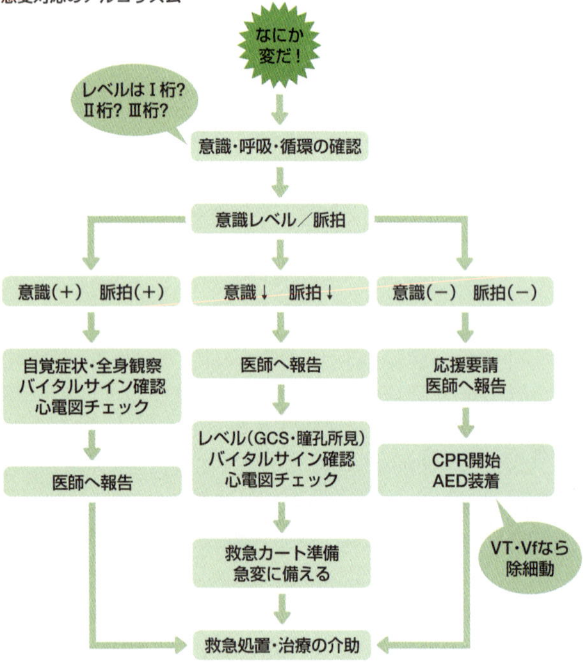

執筆・解説：露木菜緒

Question 013

先輩Iさんが新人時代にされた質問よ！

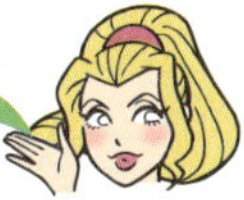

炎症って何のために起こるの？

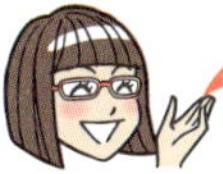

刺激に対する防衛反応です。

これが答えよ！

刺激や微生物、毒素などが局所から全身へ拡散しないようにするためよ！

　炎症は、臨床的には手術、外傷、感染など、さまざまな刺激が生体の組織細胞に加わったとき、引き起こされる生体反応だってことはわかっているわね。

　生体にとっての炎症反応の意義は、「物理学的・化学的刺激因子や微生物、毒素などが局所から拡散しないようにすること」よ。

解説するわ！

炎症のメカニズム

　身体のある部分に、その臓器組織の機能や構造の動的均衡を破るような刺激（物理学的・化学的、微生物、毒素、その他の寄生による刺激）が加わると、そこに循環障害、浸出、変性、過形成といった病変群が出現して、その刺激を解消し、その部分の機能や構造を生理的に正常な状態に回復させるように働きます。この生体の営みが炎症です。障害を受けた細胞や血液中の物質が作用して、毒素や組織破壊による刺激因子の全身への拡散を防ごうとしているのです。

そのため、生体にとっての炎症反応は、生体の防衛反応として極めて重要であることは間違いありません。しかし、その反応が過剰な反応である場合や沈静化しない場合は、生体にとって有害となるわけです。また、この生体反応が局所から全身に及んだ時に、SIRS（全身性炎症反応症候群）として観察されます。

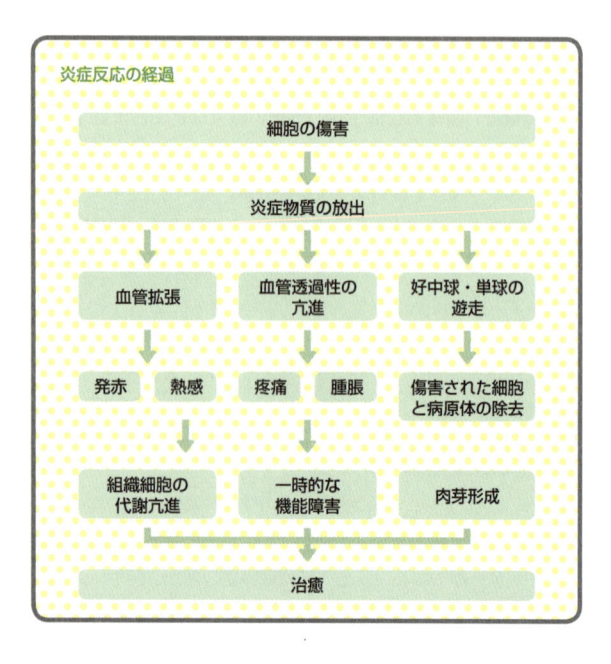

炎症反応の経過

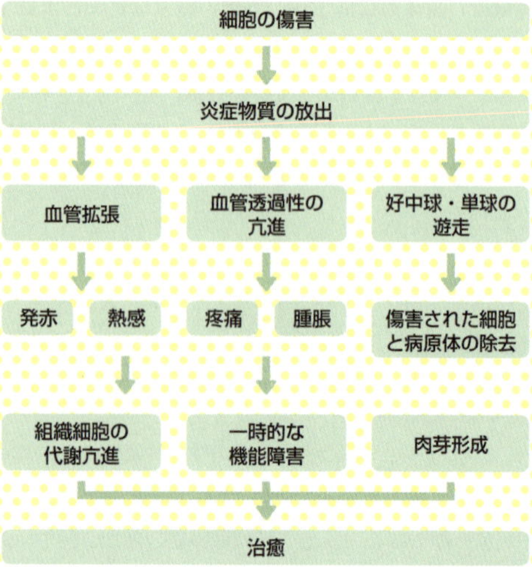

知っておいて！

炎症の5徴候

　炎症（inflammation）については、発赤・熱感・腫脹・疼痛・機能障害を「炎症の5徴候」といい、看護師ならば誰でも周知のところですね。この炎症の5徴候のうち機能障害を除く4徴候については、太古の昔より知られていたようです。機能障害は、1858年にルドルフ・ウィルヒョー（ドイツ人医師、白血病の発見者）によって炎症の定義に加えられたとされています。

　その後、炎症とは、生体の身体細胞を侵す刺激に対して、高等動物が現す防衛反応の一つとしてとらえられるようになりました。それから、炎症は「白血球などの化学的因子が発生することで、局所を犠牲にして全身を守る免疫学的なシステム」と考えられるようになり、現在に至っています。

炎症の5徴候

発赤	血管拡張
熱感	血管拡張
疼痛	血管透過性の亢進
腫脹	血管透過性の亢進
機能障害	上記によるもの

執筆・監修：道又元裕

Question 014

先輩Jさんが新人時代にされた質問よ！

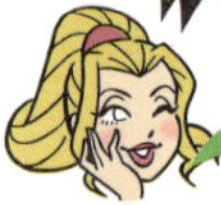

腹水が貯留する原因は何だと思う？

消化器からの浸出液…ですか？

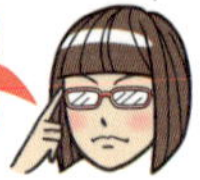

これが答えよ！

疾患による多量の漏出液や浸出液が原因よ！

腹腔には正常な状態でもごく少量の液体があるの。でも、一般に腹水といわれる多量の漏出液や浸出液が認められるようになる原因には、リンパ管の閉塞や膠質浸透圧の低下、門脈圧亢進などがあるわ。

解説するわ！

腹水の分類や原因

主に浸出性と漏出性に分けられます。浸出性は、がんや結核など、漏出性は、肝硬変や心疾患、ネフローゼなどにみられます。

腹水の分類

- 浸出性腹水
- 漏出性腹水

腹水の原因

1. リンパ液のうっ滞
2. 膠質浸透圧の低下
3. 門脈圧・静脈圧亢進
4. 血管透過性の亢進

腹水が貯留するメカニズム

●リンパ液のうっ帯

主に腹腔内のがんの進行や再発・転移によって、腹膜転移することで、そこに炎症が起こり体液が浸出し腹水となります。

がん細胞が腹腔内で散らばるように広がるがん性腹膜炎は、がん細胞がリンパ管を閉塞することにより、腹水の排出が困難になるため貯留します。また、肝がんが腹腔内で破裂することでも急激な腹痛や腹水をもたらします。

●膠質浸透圧の低下

血液の中にあるタンパク質の一つ「アルブミン」は、血管の中に水分を維持したり、水分を血管の中に引き込む働きをしています。アルブミンが少なくなると、血管の外に漏れ出た体液を血管内に戻すことができません。この結果として、腹水や浮腫を増加させてしまいます。肝臓がアルブミンを生成しているので、肝臓の機能が低下することで腹水が増えやすくなります。

アルブミン合成能力低下の原因は、肝硬変、肝炎、ネフローゼ症候群、がんなどの原因による悪液質などがあります。

●門脈圧の亢進

門脈とは腸で吸収された栄養分を肝臓に運ぶ特殊な太い静脈です。この門脈内の圧力が何らかの原因によって高まることにより、血液内の液体成分が腹腔内に漏れ出します。また、リンパ液の生成が促進されてリンパ管から液が漏れ出します。

門脈圧亢進の原因は、門脈血栓塞栓、門脈が腫瘍などで押さえられている、肝硬変、肝炎、うっ血性心不全などです。

● 血管透過性の亢進

何らかの原因により炎症を来し、血管の透過性が亢進した結果、血管内の水分が血管外に漏出し、それが腹水となります（p.30参照）。

知っておいて！

腹水とは

腹水とは、医学的には症状または病態であり、腹腔に正常以上の量の液体が貯留した状態またはその液体のことをいいます。

腹腔は、内臓が背骨を中心に後ろ側にくっついており、その表面を腹膜が覆っています。その腹膜は、上下左右の端で折り返して、腹壁の裏側を覆っていて、全体として袋状の形をしています。この中には、病気がなくても数十mℓの腹水が常にあり、腹腔の中で腸が動く時に潤滑油の働きをしています。腹水は腹膜から少しずつ出てきて、再び腹膜から吸収され、通常は一定の量を保っています。

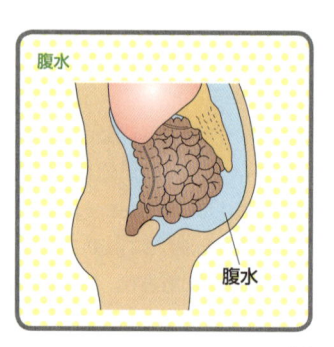

腹水

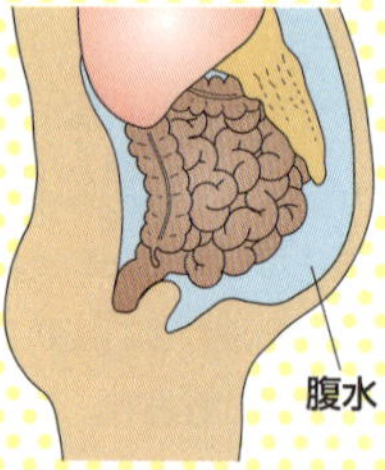

執筆・監修：道又元裕

Question 015

先輩Kさんが新人時代にされた質問よ！

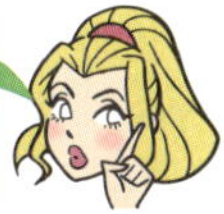

足背動脈を確認するのはどんなときかわかる？

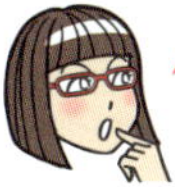

足背を確認しなくちゃならないときなんてあるんですか？

これが答えよ！

血流の状態を確認するときに重要よ！

動脈硬化や閉塞などで血流が障害されると、末梢の足背動脈の触知ができなくなったり、減弱したりするの。下肢の血行に影響を与える病変や術後の回復レベルの把握のためにも、足背動脈の触知は重要よ。

解説するわ！

足背動脈のアセスメント

左右の足背動脈の血流状態、血圧の差をみることが大切です。雑音が聴取され、血圧に左右差が生じていると、血管が狭窄している可能性が否定できません。さらに、自覚症状（しびれ、疼痛、倦怠感）、左右の冷感、血圧、脈拍触知、チアノーゼ（皮膚の色）などの有無や変化と合わせてアセスメントします。

執筆・監修：道又元裕

Question 016

先輩Lさんが新人時代にされた質問よ！

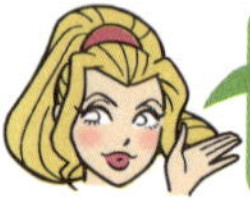

心筋梗塞と狭心症の鑑別のポイントは何だと思う？

胸痛の持続時間の違いです。

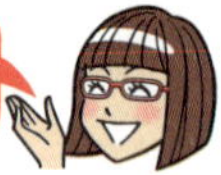

これが答えよ！

持続時間だけでなく、痛みの症状にも違いがあるのよ！

症状のなかで最も特徴的なのは、胸痛の持続時間の違いで正解。狭心症は数分から10分程度のことが多いけれど、心筋梗塞は80%以上が15分以上持続して、時には数時間続くことがあるの。

虚血性心疾患の症状としては、胸骨下部、左前胸部に起こる胸部圧迫感から胸部絞扼感、胸痛が肩から腕などへ広がる放散痛などがあるけれど、狭心症では痛みの部位が明確でなく、手を胸全体にあてて痛みを表現することが多いといわれているわ。そして、1カ所だけに限らず数カ所に現れ、症状は「締め付けられるような」といった漠然としている点も特徴ね。

解説するわ！

虚血性心疾患とは

心臓の筋肉への血液の供給が減ることや途絶えることを虚血といい、狭心症と心筋梗塞を総称して虚血性心疾患と呼びます。

冠動脈の動脈硬化が進み、血管が次第に狭くなると血液が十分送られず、需要と供給のバランスが崩れて心臓が酸素不足の状態に陥ります。これを虚血性心疾患と呼び、狭心症と心筋梗塞がその代表的なものです。

狭心症と心筋梗塞の大きな違いは、心筋が回復するかどうかです。狭心症では心筋が壊死に至らず回復するのに対して、心筋梗塞は心筋が壊死してしまい回復しません。

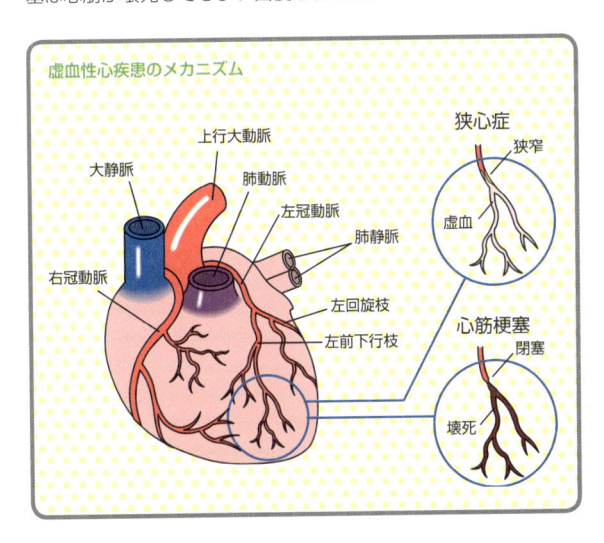

虚血性心疾患のメカニズム

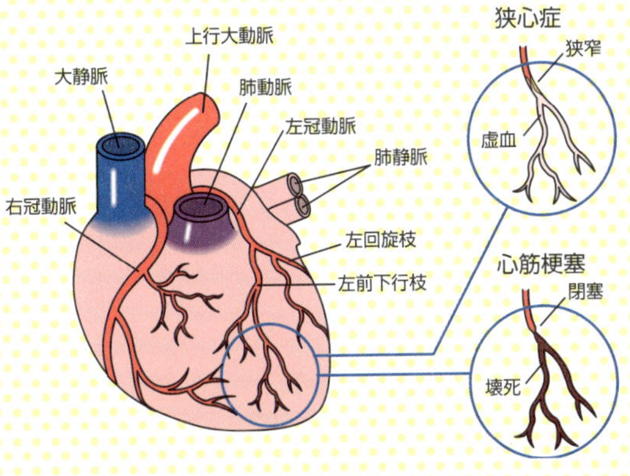

●心筋梗塞（MI:myocardial infarction）

心臓の栄養血管である冠動脈が血栓などで閉塞することにより心筋が壊死に陥った状態です。急性心筋梗塞（AMI:acute myocardial infarction）による死亡の60％が発症後1時間以内に集中していて、その死因の90％以上は致命的不整脈です。

心筋梗塞の分類

急性心筋梗塞	強い胸痛発作が起こってから72時間以内の心筋梗塞。
亜急性心筋梗塞	発作から72時間以上、1カ月以内の心筋梗塞。
陳旧性心筋梗塞	発作から1カ月以上経過した心筋梗塞。

●狭心症（AP:angina pectoris）

心筋が一過性の虚血状態となり疼痛発作（心臓痛）を主徴とする症候群です。誘因としては身体的労作、精神的興奮、過食、寒気などが挙げられます。狭心症の発生機序は心筋への酸素供給と需要が不均衡になり、心筋が虚血状態になることで起こります。

症状の起こり方による狭心症の分類

労作性狭心症	冠状動脈に狭窄があり、労作などで一過性に心筋酸素需要が増大し、そのとき十分冠血流量を増加させられず生ずる。
安静時狭心症	労作とは関係なく、安静時に起こる。冠動脈が一過性に攣縮を起こし、酸素供給が減少することにより出現する。
不安定狭心症	発作の回数や強さが一定しない。以前は問題なかった軽い運動や安静時に発作が起きたり、持続時間が長くなったりする。

心筋梗塞に移行する危険度からみると、初めて狭心症の発作が出現してから３週間以内の新しい狭心症（労作性および安静時狭心症)、それに胸痛発作の回数、強さ、持続期間が増加し発作が起こりやすくなったものは不安定狭心症と呼ばれ、心筋梗塞に移行しやすくなります。

心筋梗塞と狭心症の違い

	心筋梗塞	狭心症
心筋の状態	心筋の一部が壊死。	虚血はあるが壊死状態ではない。
血管の状態	血栓で冠動脈が完全に詰まった状態。	冠動脈の狭窄のため血液が流れにくくなった状態。
発症の条件	心臓の仕事量(需要)とは関係なく突然発症することがある。	心臓の仕事量(需要)と冠血流量(供給)のバランスがくずれて起きる(労作性の場合)。
症状の特徴	冷や汗や吐き気、恐怖感を伴う、15分以上続く耐えがたい痛み。	短時間の胸痛:絞め付けられる、押さえつけられるような鈍い痛み(数十秒～10分程度)。
硝酸薬の効果	硝酸薬の舌下錠を使用しても症状はおさまらない。	原因となった労作を中止したり硝酸薬の舌下錠を使用すると症状がおさまる。

疼痛（痛み）の部位と性質

虚血性心疾患の一般的な症状は、下**図**-①胸骨下部、下**図**-②左前胸部に起こる胸部圧迫感から胸部絞扼感が多いといわれています。時には、下**図**-③左肩、左手、下顎、心窩部に放散することもあります。また、胸痛が肩から腕などへ広がる放散痛や違和感など、多岐にわたるのが特徴です。

痛みの持続時間は数分以内であり、長時間続く場合は急性心筋梗塞、または狭心症以外の疾患を考える必要があります。

しかし、狭心症の発作時の症状は患者さんによって異なり、非常に多彩です。締めつけられるような、押さえつけられるような、重苦しいといった漠然とした痛み、胸やけ、肩凝り、歯痛などが主な症状のこともあります。通常は、心臓のある左側の肩から手まで症状が出ますが、右側に症状が出現することもあります。

特に糖尿病の患者さんは、神経障害により痛みのない虚血発作（無痛性心筋虚血）や心筋梗塞になっても全く痛みがなく、軽い息切れ程度の症状の場合（無痛性心筋梗塞）もあります。糖尿病、女性、高年齢の条件を満たすほど、非典型的な症状がみられることが多くなります。

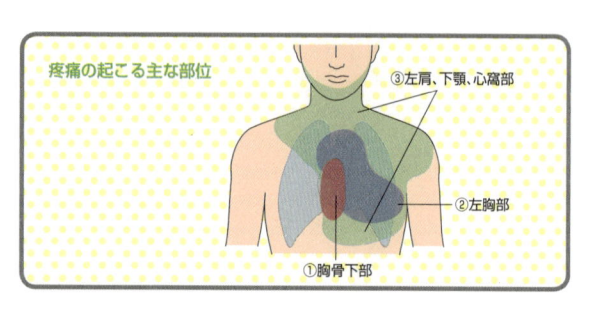

疼痛の起こる主な部位

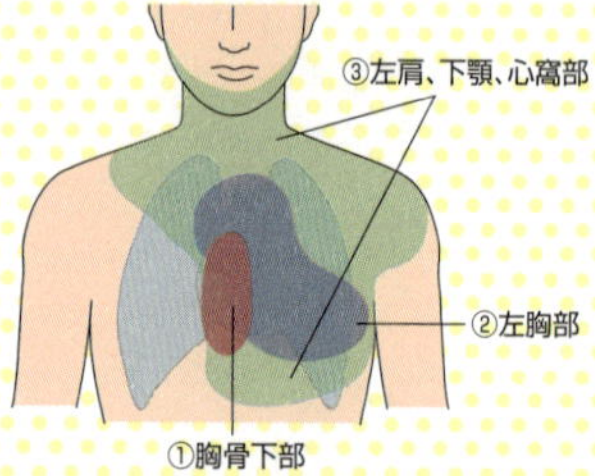

知っておいて！

胸痛出現時の観察ポイント

1. 胸痛の部位・痛みの程度
2. 随伴症状
3. 出現時の状況
4. 胸痛の持続時間
5. どのように処置して消失したか
6. 前回の発作との比較
7. 12 誘導心電図の変化

虚血性心疾患の冠危険因子

1. 加齢・家族歴・遺伝的要素
2. 喫煙
3. 高コレステロール・高トリグリセリド血症・低 HDL コレステロール
4. 高血圧
5. 糖尿病
6. メタボリックシンドローム

心電図の異常波形

心電図検査：虚血の存在や心筋梗塞の有無などを確認する。

- ST 変化
  上昇：急性心筋梗塞
  低下：狭心症
- 異常 Q 波、T 波増高や陰性の有無
- 不整脈

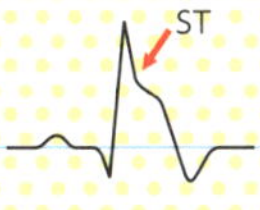

ST 上昇

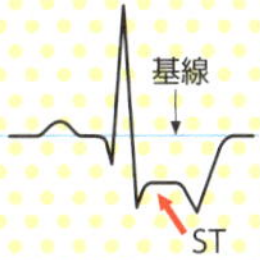

ST 低下

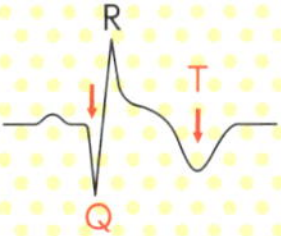

異常Q波・陰性 T 波

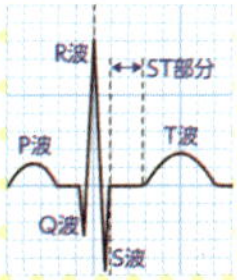

正常波形

執筆・監修：道又元裕

Question 017

meguruさんが新人時代にされた質問よ！

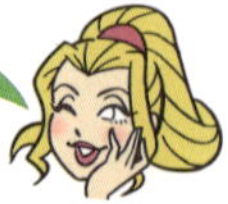

健常な成人の体温が1℃上がると、不感蒸泄量はどのくらい増える？

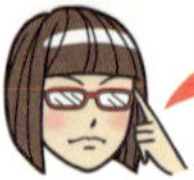

えっ、それ計算するんですか？

これが答えよ！

体温が1℃上昇するごとに、不感蒸泄量は約15％増えるのよ！

一般に健常成人の場合、体温が平熱で、室温が28℃のとき、不感蒸泄量は約15mℓ／kg／日程度といわれているわ。そして、体温が1℃上昇するごとに、不感蒸泄量は約15％増えるの。

解説するわ！

不感蒸泄とは

不感蒸泄は、正しくは不感蒸散（insensible perspiration）といいます。この不感蒸散は、発汗を含まない不感水分損失（insensible water loss）を意味し、皮膚からの拡散によって失われる水分のほかに呼吸気道から失われる水分が相当します。

不感蒸散の量は、条件によって大きく変動します。常温下安静時では健常成人で1日に約900mℓ（皮膚から約600mℓ、呼気による喪失水分が約300mℓ）程度。これは、発熱、外表に存在する創部（熱傷など）、呼吸状態（過換気状態など）によって増加します。

例えば、室温28℃下で平熱37℃の体重60Kgの人が38℃まで体温上昇があれば、

・1日の基本不感蒸泄量

約15mℓ／kg／日=15×60=900mℓ

・38℃まで体温が上昇した場合の不感蒸泄量

900×1.15（1℃上昇ごとに15%増加）=1035mℓ

この例では、平熱時よりも38℃の場合には約100mℓの水分を喪失しているということになります。

さらに、気温が30℃以上になると、1℃上昇するごとに約15～20%増加します。また、これに発汗が加わるとさらに水分喪失が増加してしまうため、それに見合った水分を摂取する必要があります。

条件による水分喪失量の目安

条件	水分喪失量(mℓ)の目安
平熱、発汗(－)、室温28℃以下	900
発熱(38℃以上)、軽度発汗、室温28～30℃	1000～1500
中程度の発汗、室温32℃以上	1500～3000
高度発汗、室温が著しく高い	3000以上

執筆・監修：道又元裕

Question 018

先輩Mさんが新人時代にされた質問よ！

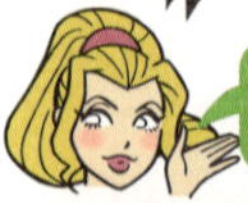

CTRって何かわかる？

画像検査の一種ですか？

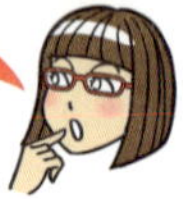

これが答えよ！

胸郭に対して心臓が占める比率のことよ！

CTRはcardio thoracic ratioの略よ。胸郭の幅に対して、心臓の幅が占める比率を計算したものを心胸郭比というの。CTRの正常値は50％未満で、50％以上の場合は心拡大（心臓が大きい）と判定されるわ。

解説するわ！

CTRの計測方法

胸部X線画像から心臓の陰影をみて計算します。正中からの右心縁最長距離（a）、正中からの左心縁最長距離（b）、左右胸郭縁最長距離（c）のそれぞれの距離を下記の計算式に当てはめます。

計算式：(a+b) ÷c=CTR

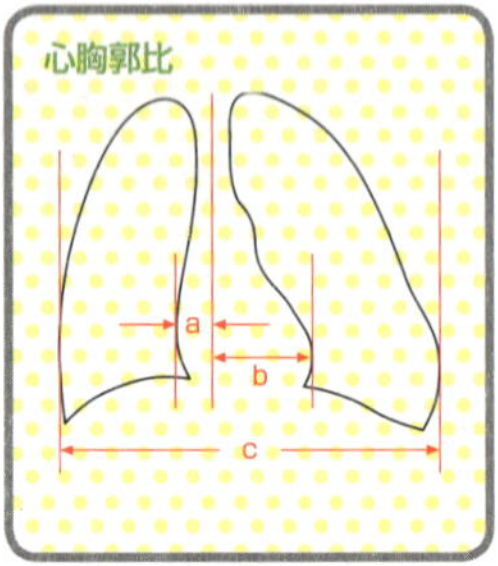

執筆・監修：露木菜緒

Question 019

先輩Nさんが新人時代にされた質問よ！

意識障害判定でよく使われるスケールは？

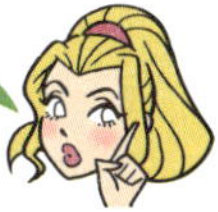

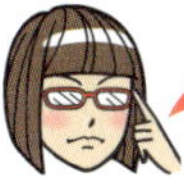

えーっと、JCS…？

JCSだけじゃなくて、もう一つも答えられると完璧ね！

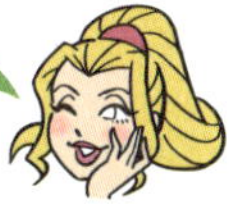

これが答えよ！

意識状態の判定に日本でよく使われるスケールはJCSとGCSよ。

意識障害判定のスケールには、Japan Coma Scale（JCS：ジャパン・コーマ・スケール）のほかにGlasgow Coma Scale（GCS：グラスゴー・コーマ・スケール）などがあるわ。

解説するわ！

JCS

JCSは、日本で使われている意識状態を評価するスケールで、3-3-9度方式とも呼ばれています。覚醒度合いによって3段階に分け、数字が大きくなるほど、重症となり、Ⅱ-20などと表記します。さらに、R（不穏）、I（糞尿失禁）、A（自発性喪失）を別に表示し、その場合は、Ⅰ-2-Rなどと表記します。

Ⅲ．刺激をしても覚醒しない状態（3桁の点数で表現）
（deep coma、coma、semicoma）

300．痛み刺激に全く反応しない
200．痛み刺激で少し手足を動かしたり顔をしかめる
100．痛み刺激に対し、払いのけるような動作をする

Ⅱ．刺激すると覚醒する状態（2桁の点数で表現）
（stupor、lethargy、hypersomnia、somnolence、drowsiness）

30．痛み刺激を加えつつ呼びかけを繰り返すとかろうじて開眼する
20．大きな声または身体を揺さぶることにより開眼する
10．普通の呼びかけで容易に開眼する

Ⅰ．刺激しないでも覚醒している状態（1桁の点数で表現）
（delirium、confusion、senselessness）

3．自分の名前、生年月日がいえない
2．見当識障害がある
1．意識清明とはいえない

GCS

GCSは、世界的に広く使用されている意識状態を評価するスケールです。開眼（E）・言語（V）・運動（M）の3つの分野に分けて、意識状態を評価します。「E4V5M6」というように記述し、点数が小さいほど、重症になります。正常は15点、深昏睡は3点となります。

1. 開眼（eye opening：E）	**E**
自発的に開眼	4
呼びかけにより開眼	3
痛み刺激により開眼	2
なし	1
2. 最良言語反応（best verbal response：V）	**V**
見当識あり	5
混乱した会話	4
不適当な発語	3
理解不明の音声	2
なし	1
3. 最良運動反応（best motor response：M）	**M**
命令に応じて可	6
疼痛部へ	5
逃避反応として	4
異常な屈曲運動	3
伸展反応（除脳姿勢）	2
なし	1

執筆・監修：露木菜緒

Question 020

先輩Oさんが新人時代にされた質問よ！

血圧が急激に低下したとき、下肢を挙上するのはなぜかしら？

血流を上肢に集めるためですか。

そうね。じゃ、その体位をなんていうかわかる？

これが答えよ！

血圧が急激に低下したときに実施する下肢を挙上する体位をショック体位というのよ！

患者さんの血圧が急激に低下した場合に両方の下肢を挙上する体位を一般にはショック体位と呼ぶの。具体的には、仰臥位で足側を15〜45cm程度に高くした体位のことよ(足側高位)。この体位は、仰臥位・頭部低位・腰部高位の体位のことで骨盤高位、または、トレンデレンブルグ体位とも呼ぶことを覚えておくといいわね。この用語は、最初に産科領域で分娩中に臍帯下垂が確認された際に、臍帯脱出を防ぐ目的で、妊婦を対象にとらせる体位からきているのよ。

解説するわ！

静脈環流量の増加を目的に行われる

循環血液量減少性ショックや急激的に発症した血液分布異常性ショックに対して脳、心臓、肝臓、腎臓などの重要な臓器の血流増加を目的にこの体位を行うことがあります。高位の角度にもよりますが、500～600mℓ程度の静脈環流量が増加するといわれ、このような効果を期待して臨床で広く推奨されてきました。

知っておいて！

必ずしも有効ではない

ショック体位は、実際には心拍出量が必ずしも増加せず、脳浮腫の助長や横隔膜挙上により呼吸機能が低下する可能性も指摘されています。また、心原性ショックでは下肢挙上することで静脈環流量が増加し前負荷が増大してしまい、心臓に負担をかけて心不全を悪化させてしまうことが懸念されています。

ショック体位に関して以下のような研究が報告されています。

「受動的下肢挙上時の下大静脈横断面積および一回拍出量について検討した研究においては①受動的下肢挙上に重力の影響を受け、下肢からの静脈環流が促進されることが示唆された。②受動的な下肢挙上により環流された下肢からの静脈血は心臓への静脈環流の増大に殆ど寄与しない。③心臓への静脈環流量は大静脈系の貯留量により調整されている可能性が示唆された」[4]

したがって、循環血液量減少性ショックや急激的に発症した血液分布異常性ショックに対しては、適切な細胞外液の補充が最優先されるべきです。

執筆・監修：道又元裕

Question 021

先輩Pさんが新人時代にされた質問よ！

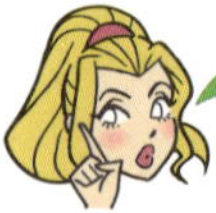

ショックって大きく分けると、いくつに分けられるか知ってる？

4つですか？

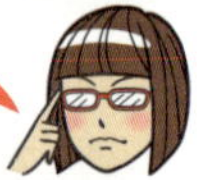

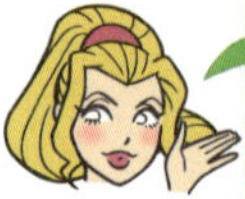

その通りよ！　その中の血液分布異常性ショックってどんなショックかわかるかしら？

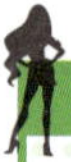

これが答えよ！

血管が過拡張し、循環の維持に必要な血液量が相対的に不足した状態のことをいうのよ。

血液分布異常性ショックとは3つに分かれるわ。3つのショックに共通した血管系の変化は、血管を拡張する化学伝達物質により、血管の過拡張が起こり、循環の維持に必要な血液量が相対的に不足した状態ということよ。

通常、動脈と静脈の血液分布量は2～3対8～7の割合だけど、いずれかの血管が過拡張することで、血液分布量が変化し、血液の分布量が正常の状態とは異なってしまうことを意味しているわ。

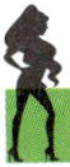

解説するわ！

血液分布異常性ショックとは？

●感染性（敗血症）ショック

感染性ショックの多くは、グラム陰性桿菌やグラム陽性球菌、カンジダなどの真菌によって引き起こされ、免疫機能が低下した状態の患者さん、慢性および消耗性疾患患者さんなどに合併します。

細菌の毒素によって誘導・産生された化学伝達物質、サイトカイン、活性酸素の一種であるNO（一酸化窒素：血管を拡張する）などにより、血管平滑筋が麻痺・過拡張（動脈および細動脈が拡張）し、末梢血管抵抗が低下します。最終的には静脈環流が減少します。

敗血症ショックは、初期の段階は“ウォームショック（warm shock）”と呼ばれ、心拍出量の増加、末梢血管抵抗の低下による血管拡張が特徴です。その後、心拍出量が減少し、血圧が下がり（末梢抵抗の増加を伴うまたは伴わない）、ショックの通常の特徴が現れます。

この状態をcold shockと呼びます。この状態が遷延すると主要臓器の潅流が低下し、単一または複数の臓器障害を引き起こします。治療は感染の制御と早期からの臓器灌流異常の改善をはじめとした集中的全身管理が必要です。

●アナフィラキシーショック

遊離したヒスタミンの作用により特に細静脈が先行して拡張し、次いで細動脈も拡張します。当然、毛細血管の拡張も起こります。

アナフィラキシーショックは、口内異常感、口唇のしびれ、のどがつまった感じなどから始まり（初期症状）、まぶたや顔のむくみの出現、そして急激なショック状態へと進むこともあります。呼吸困難までいくと1分1秒を争う対応が必要となる場合もあります。また、臨床経過として二峰性の経過をとることもあるので、24時間は経過観察が必要です。治療は、気道確保、酸素吸入、エピネフリン（ボスミン）0.3mg（1回量）の筋肉注射が行われます。実際には、ボスミン1アンプル1mℓ（1mg）＋生食9mℓ＝トータル10mℓに希釈して初回量3mℓを筋肉注射します。筋肉注射を選択する理由は、静脈路を確保していない場合も多く、皮下注射よりも吸収が速いからです。また、ステロイドよりもボスミンを優先する理由は、ステロイドは作用開始時間がボスミンよりも圧倒的に遅いからです。

●神経原性ショック

外傷などにともない、上位胸椎より高位の脊髄損傷によるショックで、自律神経系失調から末梢血管弛緩が生じて急激に血圧が低下した状態です。このショックは多くの場合、急激な末梢血管床拡張（細静脈優位）に伴う血圧低下と心拍出量減少です。主な症状は血圧低下のほか徐脈を伴い、四肢末梢の皮膚は暖かく、乾燥しています。治療は、輸液の効果は少ないので、血管収縮薬が有効となります。徐脈に対しては、副交感神経遮断薬であるアトロピンが用いられる場合もあります。

知っておいて！

ショックの種類

　ショックとは、急性全身性循環障害のことで、何らかの原因によって直接的に循環障害が急激に起こった場合をいいます。ショックになると重要臓器や細胞の機能を維持する十分な酸素と栄養素を供給するための血液循環が得られなくなり、速やかな治療が行われないと死に至ります。

ショックの分類

血液分布異常性ショック

- 感染性ショック（septic shock）
- アナフィラキシーショック（anaphylactic shock）
- 神経原性ショック（neurogenic shock）

循環血液量減少性ショック（oligemic shock）

- 出血性ショック（hemorrhagic shock）
- 体液喪失（fluid depletion）

心原性ショック（cardiogenic shock）

- 心筋性（myopathic）…心筋梗塞、拡張型心筋症
- 機械性（mechanical）…僧帽弁閉鎖不全症、心室瘤など
- 不整脈（arrhythmia）

心外閉塞・拘束性ショック（extracardiac obstructive shock）

- 心タンポナーデ（pericardial tamponade）
- 収縮性心膜炎（constrictive pericarditis）
- 重症肺塞栓症（massive pulmonary embolism）
- 緊張性気胸（tension pneumothorax）

執筆・監修：道又元裕

参考文献

[p.51-53　炎症の目的]
(1) 遠山正彌、他：人体の解剖生理学、金芳堂、2012.
(2) エイレン N．マリーブ：人体の構造と機能、医学書院、2011.
(3) 藤本悦子：解剖生理学から見直す看護技術、学研メディカル秀潤社、2012.

[p.70-71　ショック体位]
(4) 川崎医療福祉学会誌、19（2）、p.285-290、2010.

[p.72-75　ショックの分類]
(5) 木下圭子：急変対応マニュアル、ナース専科、32（3）、p.35-43、2012.

Part 3

検査・検査値

で聞かれる質問はコレ！

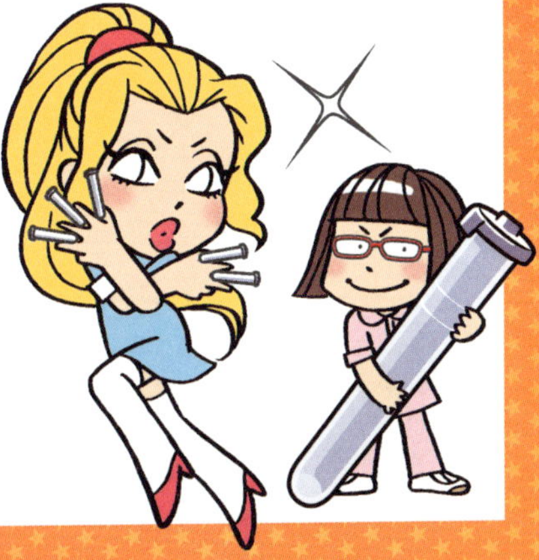

Part 3　検査・検査値

検査出しも手を抜くな！ の巻

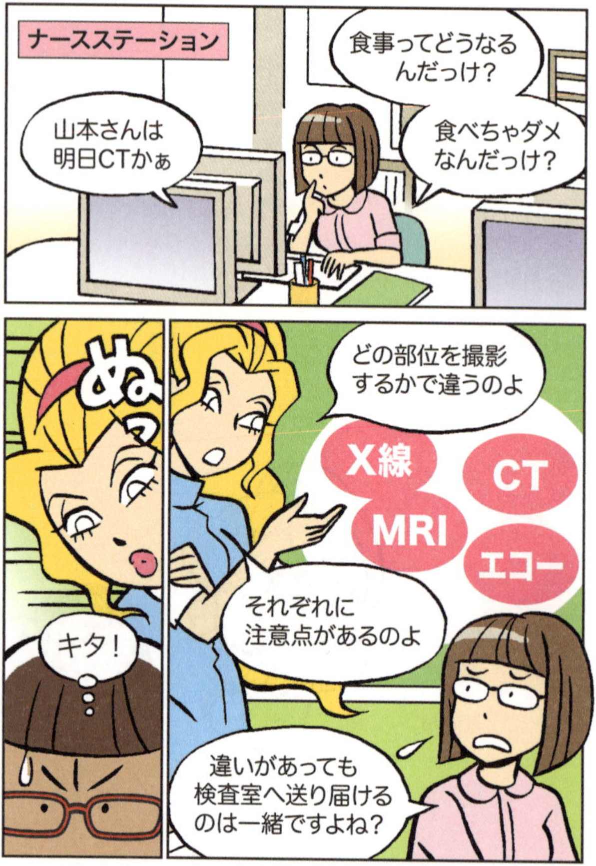
ナースステーション
山本さんは明日CTかぁ
食事ってどうなるんだっけ?
食べちゃダメなんだっけ?
ぬっ
キタ!
どの部位を撮影するかで違うのよ
X線
CT
MRI
エコー
それぞれに注意点があるのよ
違いがあっても検査室へ送り届けるのは一緒ですよね?

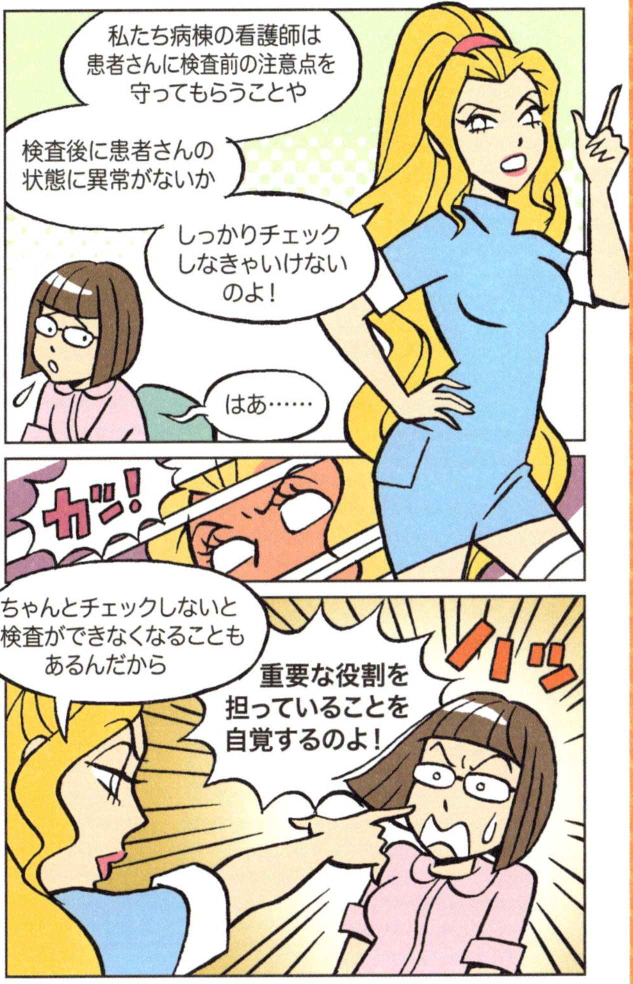
私たち病棟の看護師は
患者さんに検査前の注意点を
守ってもらうことや
検査後に患者さんの
状態に異常がないか
しっかりチェック
しなきゃいけない
のよ！
はあ……
ガン！
ちゃんとチェックしないと
検査ができなくなることも
あるんだから
重要な役割を
担っていることを
自覚するのよ！
ハッ

Question 022

先輩Qさんが新人時代にされた質問よ！

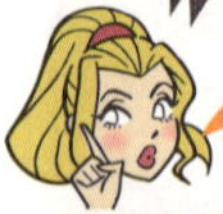

CTとMRIの違いは知ってる？

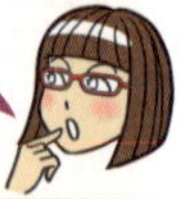

X線検査かどうかでしょうか…。

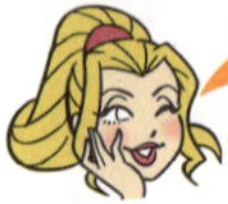

検査方法だけでなく、
得意な撮影部位・病変も違うわね。

これが答えよ！

CTは基本的に単純X線検査と同じX線撮影だけど、MRIは強い磁場内で起こる共鳴現象を利用して撮影するから、もともとの原理が異なるわ。

CT検査の特徴は、以下のとおりよ。

・非侵襲的に生体内の構造が把握できる

・検査時間が短い（10～15分）

・X線による被爆がある

MRI検査の特徴は以下のとおりよ。

・非侵襲的で任意の方向の断面画像が得られる

・骨によって画像の影響を受けない

・X線による被爆がない

解説するわ！

検査時間や検査に向いている臓器が違う

CTは、身体にX線を照射して、その吸収率の違いをコンピュータ解析によって画像化する検査方法です。臓器の断面図を映し出すことができます。検査時間が短いので、重症患者さんや緊急の外傷患者さんにも適しています。検査中は、患者さんが寝台に横になった状態で、ガントリーと呼ばれる円筒状の装置に入っていき、スキャンします。造影剤を用いることで、さらに高度な画像が得られ、こうした検査を造影CTと呼びます。

MRIは強い静磁場の中に人体を置き、体内に存在する水素イオンの陽子に共鳴ラジオ波を照射して放出されるエネルギーの信号をキャッチして画像化する検査です。検査中は、検査部位別の専用コイルを装着し、寝台に横になった状態でガントリーに入ります。縦・横・斜めなど多方向から断層撮影が可能です。心臓など動いている臓器の撮影は苦手ですが、骨の影響を受けません。そのため、頭部の脳内構造を詳しく画像化でき、病巣がわかりやすいというメリットがあります。

知っておいて！

エコーや内視鏡もよく使われる

画像検査は、CTやMRIのほかに、エコーや内視鏡もよく使用されます。各検査の特徴や検査前後の注意点をまとめました(p.82、**表**)。患者さんにどのような検査か、検査前から検査後での注意点など説明できるようにしましょう。

監修：道又元裕

CT・MRI・エコー・内視鏡の検査の特徴、検査前・後の注意点

検査名	特徴	検査前の注意	検査後の注意
CT	・X線を照射しコンピュータ解析で画像化する検査。 ・より確実な確定診断が目的。 ・がん（肺・肝臓など）やリンパ腫の確認、外傷、石灰化・骨化病変の判定が適応。	・放射線被爆による影響がある。 ・造影剤による副作用が出現したことがないか確認。 ・金属類（入れ歯、補聴器、眼鏡、アクセサリーなど）を外す。 ・食事制限はない。	・嘔吐、熱感、かゆみ、頭痛などがないか確認。 ・遅発性副作用[※1]もある。 ・造影剤は腎排出されるので、検査後は十分な飲水（150～200mℓ）をすすめる。
MRI	・磁気の共鳴を利用して画像化する検査。 ・脳・神経・脊髄などの領域で多く実施。	・体内に人工関節や金属類が入っていないか確認（人工内耳が入っている場合は主治医と人工内耳業者の立ち会いが必要）。 ・MRCP[※2]と上腹部検査は4時間前から絶飲食。	・経口消化管造影剤を使用した場合、軟便、下痢などの症状が起こることがある。 ・遅発性副作用もある。 ・造影剤は腎排出されるので、検査後は十分な飲水をすすめる。
エコー	・高い周波数の音波を体内に当てて戻ってくる反射波を画像化する検査。 ・主に血流情報の評価・判定に実施。 ・痛みや被爆がない。	・上腹部検査では絶食が必要。 ・造影剤使用の場合には、卵アレルギーの有無を確認。	・安静の必要なし。 ・飲食制限がなくなったことを知らせる。
内視鏡	・先端に超小型カメラがついた細い管（ファイバースコープ）を体内に挿入して組織の状態を観察する検査。 ・苦痛を伴う検査であり、鎮静を行う場合もある。	●上部消化管の場合 ・絶飲食や内服薬の休薬について伝える。 ・鎮痛薬を使用する場合は検査後は運転はできない。 ●下部消化管の場合 ・下剤と病院で洗腸液を服用する。 ・検査当日は食止め。	●上部消化管の場合 ・鎮静から覚醒するまでは安静が必要。 ・咽頭麻酔の効果が持続している間は飲水も中止。 ●下部消化管の場合 ・食事は検査終了後1時間後には摂ることができる（刺激物は摂らない）。

※1 遅発性副作用：検査終了後数時間から数日後に起きる副作用（発疹、頭痛、倦怠感など）
※2 MRCP（Magnetic Resonance cholangiopancreatography：胆管膵管撮影）：胆嚢・胆管・膵管を同時に抽出する検査

Question 023

先輩Rさんが新人時代にされた質問よ！

血液ガスデータに異常があったら何をすればいい？

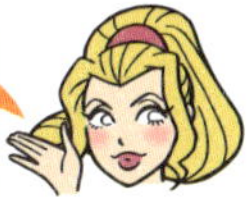

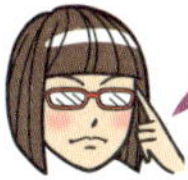

採血ですか…？

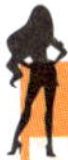

これが答えよ！

pH、PaO_2、$PaCO_2$、HCO_3^-、base excessの値が異常の場合、患者さんの全身状態の観察とフィジカルアセスメントを最優先よ！

すべての疾患の病態生理に、酸塩基平衡異常が関係しているわ。生体は、体液内の緩衝系の物理化学的作用や、代謝・呼吸などの生理的作用によって、酸塩基平衡を維持しているの。これらの異常は、血液ガスと酸塩基平衡が障害されていることを示すもので、原因の究明と対応が必要になるわ。生体には、血液や体液の水素イオン濃度の恒常性を維持する機構が備わっているから、正常な状態であれば、血液pHは7.4から±0.5以上は大きくはずれることはないの。これは生体の細胞が適切に活動するための条件なのよ。

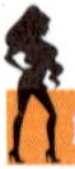

解説するわ！

5つの血液ガスデータを覚えよう

PaO_2と$PaCO_2$は、いわゆる血液ガスを意味しています。その他は、酸塩基平衡を意味し、$PaCO_2$と密接に関係しています。それぞれの正常値を以下の表に示しました。

血液ガスデータの正常値

pH	7.35〜7.45	HCO_3^-	22〜26mEq／ℓ
PaO_2	80〜100Torr	BE	−2〜+2
$PaCO_2$	35〜45Torr		

●PaO_2と$PaCO_2$

PaO_2（動脈血酸素分圧）は、①吸入気酸素濃度と分圧、②換気、③肺の状態（換気血流比、拡散）によって規定されています。

$PaCO_2$（動脈血炭酸ガス分圧）は、ほとんどの場合の規定因子は肺胞換気量です。それ以外では代謝量によっても変化します。つまり、代謝が亢進すればCO_2の産生量が増加し、代謝が低下すればCO_2の産生量もまた低下します。

●HCO_3^-、base excess（BE）

HCO_3^-（重炭酸イオン）は、体内で酸を緩衝してくれる塩基です。

base excess（BE:塩基過剰）はHCO_3^-が正常な値からどれだけ過剰になっているのかを示しており、BEの変動はすべてHCO_3^-に影響を受けているといえます。臨床的にはHCO_3^-濃度の変化とほぼ同じ意味と考えてよいと思います。

● pH

通常、生体はpH（水素イオン指数）を恒常的に一定にする作用がありますから、例えば換気不全によって$PaCO_2$が蓄積しても腎臓でHCO_3^-を調節することによってpHが調節されます。このような反応を「代償反応」といいます。代償反応が適切に行われると、この例のようにpHは正常範囲に保たれますが、代償反応によっても代償できない場合には異常値となります。つまり、アシドーシスであれば酸が増加してpHは小さく、アルカローシスでは酸が減ってpHは大きくなります。

● pHと$PaCO_2$・HCO_3^-の関係

pHは呼吸性因子の$PaCO_2$と代謝性因子のHCO_3^-の比によって成り立っています。Henderson-Hasselbalch（ヘンダーソン-ハッセルバッハ）の式を簡単にすると、以下のように表現でき、正常な反応ではいずれかの因子によりpHが異常を来しそうになった場合、もう片方の因子を調節することによってpHを正常化しようとする代償反応が働きます。

pHと$PaCO_2$・HCO_3^-の関係式

$$pH = 6.1 + \log \frac{HCO_3^-}{0.03 \times PaCO_2} = \frac{HCO_3^-\ （代謝性因子）}{PaCO_2\ （呼吸性因子）}$$

酸塩基平衡は、代償がなければ血液pHが正常値からはずれ、低下を「アシドーシス」、上昇を「アルカローシス」と表現し、2つに分けられます。

知っておいて！

酸塩基平衡異常は大きく2つ

1つは、血液の炭酸ガス分圧の異常によるもので、「呼吸性酸塩基平衡異常」といいます。もう1つは、炭酸ガス以外の酸、塩基の異常によるもので、「代謝性酸塩基平衡異常」と呼びます。それぞれにアシドーシスとアルカローシスがあるので、呼吸性アシドーシス、呼吸性アルカローシス、代謝性アシドーシス、代謝性アルカローシスの合計4つの基本的酸塩基平衡異常が存在することになります（p.88参照）。

酸塩基平衡異常のパターン

酸・塩基状態	ガス分析	代償反応	病態	主な原因とその対応
代謝性アシドーシス	pH 低下 HCO_3^- 低下	呼吸性の代償 $PaCO_2$ 低下	腎不全、乳酸蓄積など HCO_3^-が減少	糖尿病性ケトアシドーシス：輸液、インスリン投与 乳酸性アシドーシス：原疾患の病態改善、輸液、昇圧剤
代謝性アルカローシス	pH 上昇 HCO_3^- 上昇	呼吸性の代償 $PaCO_2$ 上昇	下痢や脱水によるH^+の喪失やアルカリ剤の過剰投与 HCO_3^-の増加	嘔吐、胃液吸引、利尿剤：循環血液量の維持
呼吸性アシドーシス	pH 低下 $PaCO_2$ 上昇	代謝性の代償 HCO_3^-上昇	換気不全など$PaCO_2$が蓄積する病態	換気不全：換気の改善（人工呼吸の開始、条件の変更）、重曹の投与で呼吸抑制の可能性あり
呼吸性アルカローシス	pH 上昇 $PaCO_2$ 低下	代謝性の代償 HCO_3^-低下 Cl^-上昇	過換気 $PaCO_2$ が減少	過換気：不安の除去、人工呼吸器の条件の変更

そのほかにこれらの合併した混合性酸塩基平衡障害が存在します。臨床の場では、混合性酸塩基平衡障害が多く、鑑別診断が重要となります。各検査項目の関連性から異常のメカニズムを判断するために、判読の手順を身につけておくことが不可欠です。

酸塩基平衡異常の判読の手順

1	**pH をみる（酸血症かアルカリ血症か）** pH<7.35 の場合：アシデーミア pH>7.45 の場合：アルカレーミア
2	**pH の異常が $PaCO_2$ によるものか HCO_3^- によるものかを判断（呼吸性か代謝性か）** pH が低下（アシデーミア） →さらに $PaCO_2$ の上昇があれば呼吸性アシドーシス →さらに HCO_3^- の低下があれば代謝性アシドーシス pH が上昇（アルカレーミア） →さらに $PaCO_2$ の低下があれば呼吸性アルカローシス →さらに HCO_3^- の上昇があれば代謝性アルカローシス
3	**代償反応による変化（$PaCO_2$ もしくは HCO_3^-）をみる** 代謝性・呼吸性アシドーシスの場合→ HCO_3^- は正常範囲内か 代謝性・呼吸性アルカローシスの場合→ $PaCO_2$ は正常範囲内か
4	**他の血液ガスデータ（PaO_2、BE）、電解質（Na、Cl）、身体所見（呼吸状態、腎機能、消化器機能など）と併せて判断する**
5	**呼吸状態の観察、人工呼吸器の条件変更、脱水症状の観察や意識障害の確認を行う**

執筆・監修：道又元裕

SAKURAの Step Up Lesson

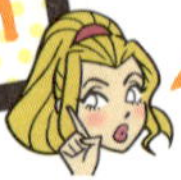
新人にはちょっと
ハイレベルかしら。
でも知っておくと
役立つ知識を教えるわ！

知っておきたいキーワード

アシドーシスとアルカローシス

新人にとっては、代謝性アシドーシス、代謝性アルカローシス、呼吸性アシドーシス、呼吸性アルカローシス……と混乱するわね。私なりにまとめてみたわ。

酸塩基平衡異常のパターンと対応

	症状	判断	治療
代謝性アシドーシス	・過呼吸 ・見当識障害、昏迷、昏睡 ・血圧低下、心不全、 ・不整脈 ・食欲不振、悪心、嘔吐 ・高K血症、高Cl血症	・HCO_3^-の減少（BEの低下）、酸血症、代償性の$PaCO_2$の低下。 ・原因の更なる検索（ケトン体定量、尿中ケトン体定性、血中乳酸値の測定、腎機能の評価、血糖の測定など）を行う。	・原疾患の鑑別と、治療が最も大切。 ・メイロンによる補正。代償が十分に効いている場合は、メイロンの投与はほとんど意味がない。
代謝性アルカローシス	・Kの低下 ・Caの低下（高頻度） ・Cl^-反応性→低Cl血症 ・HCO_3^-が50mEq/ℓ以上になると傾眠傾向、見当識障害、テタニー、痙攣、不整脈	・血清・尿中Clの測定を行い、Cl^-反応性か抵抗性かを決定。 ・さらに個々の原疾患の鑑別を行う。	・Cl^-反応性の場合：細胞外液の緩徐な補充、原疾患の治療。 ・Cl^-抵抗性の場合：原因の除去、原疾患の治療。

	症状	判断	治療
呼吸性アシドーシス	・脳脊髄液のpHの低下による中枢神経症状（全身倦怠感・脱力感・頭痛・抑うつ・不安・錯乱・せん妄・昏睡など）。 ・心血管系症状（頻脈・血圧上昇・末梢血管拡張による四肢の温感など） ・重症例では振戦など。	・急性的に発症した場合：酸血症を伴う$PaCO_2$の上昇。ほとんど全例に低酸素血症を伴う。 ・慢性的に経過する場合：種々の程度の酸血症と$PaCO_2$の上昇、代償性のHCO_3^-の上昇を伴う。ほとんど全例に低酸素血症を伴う。 ・可能であれば換気補助前に血液ガスにて酸塩基平衡の評価を行う。	・換気障害が高度の時は気道確保、換気の救急処置が最優先。 ・適切な量の酸素の投与（過量投与による呼吸抑制に留意）。 ・原疾患の鑑別と治療。
呼吸性アルカローシス	・急性呼吸性アルカローシス：$PaCO_2$低下、心拍出量の低下、脳血流量の低下による意識障害、四肢末端のしびれ感・めまいなどの出現。 ・慢性呼吸性アルカローシス：末梢神経の被刺激性亢進による動悸、前胸部不快感、めまい、四肢のしびれ感、こむらがえり、頭痛、睡眠障害など。	・$PaCO_2$の低下、アルカリ血症。 ・代謝性アシドーシスの混在もあるので注意が必要。	・原疾患の究明と治療。 ・低酸素血症があれば酸素の投与。 ・過換気症候群の場合は、ペーパーバックなどによる再呼吸。ただし、現在呼吸器疾患、循環器疾患の原疾患がある場合には実施しない、とされている。

執筆・監修：道又元裕

Question 024

先輩Sさんが新人時代にされた質問よ！

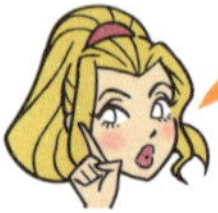

感染症が落ち着いたのに、CRP が下がらないのはなぜかわかる？

感染症以外の疾患が原因ですか？

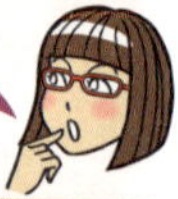

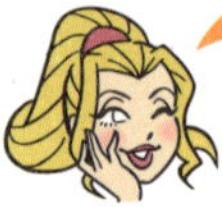

感染症による状態が改善したからといって、CRP も改善するとは言えないということ、つまり、感染症=CRP ではないということね。

これが答えよ！

CRP を上昇させるのは、感染症だけではないのよ！

程度の差はあるものの、一般的に高値を示す疾患として、感染症（細菌性・一部のウイルス性など）以外では、膠原病・自己免疫疾患（関節リウマチ、潰瘍性大腸炎など）、リウマチ熱、心筋梗塞、肝硬変、敗血症、悪性腫瘍、外傷・熱傷などがあるわ。

弱陽性の場合もウイルス性疾患、急性肝炎、脳炎、内分泌疾患などの疑いがあるのよ。

解説するわ！

CRPは炎症の有無を示す指標

CRPは肺炎双球菌から抽出されたC多糖体と沈降反応を示す血清タンパクで、炎症性刺激が起こると短時間で急激に血清内の値が上昇します。CRPは細菌の凝集に関与し、補体の古典的経路を活性化する作用があります。

CRPには疾患特異性がないため、CRPが上昇したときにはどの病気かということはわかりません。しかし、体に炎症反応があることはわかるので、CRPの値に異常がみられたら、炎症の有無を診断するためにその後も詳しい検査を行うことになります。

CRPは、正常な血液の中にはごく微量にしか見られません。1dℓの血液の中にCRPが0.3mg以下であれば、概ね正常と考えられます。日本では、ごく一般的に計測される血液検査項目になっています。同じく炎症があることを示すものに、赤血球沈降速度（赤沈）がありますが、CRPは赤沈よりも反応が速く、また消失も速いため、急性炎症の場合、炎症の強さと長さを判断するのに最も鋭敏な指標となっています。

知っておいて！

CRPは細菌感染で上昇しやすい

一般的には、肝細胞障害が重度でなければ、炎症が強いほど血清CRP値は高くなります。特に細菌感染症で上昇しやすいですが、気管支喘息や通常の感冒ではほとんど上昇しません。

執筆・監修：道又元裕

主な検査値の基準値一覧

基準値は施設によって異なります。必ず施設で使用している基準値を確認しましょう。ここでは、三菱化学メディエンス株式会社の基準値を記載しています。

検査項目				基準値
血液一般検査		WBC	白血球数	3300 ～ 9000/ μℓ
		RBC	赤血球数	男　450 ～ 570 × 10^4/ μℓ 女　380 ～ 500 × 10^4/ μℓ
		Hb	ヘモグロビン濃度	男　13.5 ～ 17.5g/dℓ 女　11.5 ～ 15.0g/dℓ
		Plt	血小板数	14.0 ～ 34.0 × 10^4/ μℓ
血液生化学検査	血清タンパク質	TP	血清総タンパク	6.7 ～ 8.3g/dℓ
		Alb	アルブミン	3.8 ～ 5.2g/dℓ
	腎機能・尿酸	BUN	血中尿素窒素	8.0 ～ 20.0mg/dℓ
		Cr	血清クレアチニン	男　0.61 ～ 1.04mg/dℓ 女　0.47 ～ 0.79mg/dℓ
		UA	尿酸	男　3.8 ～ 7.0mg/dℓ 女　2.5 ～ 7.0mg/dℓ
	糖尿	Glu	血糖	70 ～ 109mg/dℓ（空腹時）
		HbA_{1C}	糖化ヘモグロビン	4.3 ～ 5.8%
	脂質	TC	総コレステロール	120 ～ 219mg/dℓ
		TG	トリグリセリド（中性脂肪）	30 ～ 149mg/dℓ（空腹時）
		HDL	HDL コレステロール	男　40 ～ 85mg/dℓ 女　40 ～ 95mg/dℓ
		LDL	LDL コレステロール	65 ～ 139mg/d ℓ

検査項目				基準値
血液生化学検査	肝機能	AST(GOT)		10～40U/ℓ
		ALT(GPT)		5～45U/ℓ
		LD(LDH)	乳酸脱水素酵素	120～240U/ℓ
		γ - GTP	γ - グルタミルトランスペプチターゼ	男　80U/ℓ以下 女　30U/ℓ以下
		ALP	アルカリフォスファターゼ	100～325U/ℓ

Column

血液検査ごとにスピッツの色、何が入っているか、どれくらい血液が必要か

採血したら、何種類かのスピッツに分けて入れます。その際、どれくらいの量を採血すればいいのか迷うこともあるでしょう。そんな時は、スピッツのキャップの色で何を調べるか見分け、量を計算します。ただし、キャップの色は施設によって違うので、とりあえず自分の施設で決められた色を覚えるようにしましょう。

全部のスピッツで足し算して採血する量を決めます。血沈と凝固はあらかじめスピッツの中に入っている抗凝固剤と血液との比率が決まっているため、採取量は多すぎても少なすぎても不可です（p.94参照）。

どんな場合にどの検査を行う？

生化学：だいたいどんな場合でも行う。すべての判断の基本になる。

凝固：採らなくてもよい場合が多い。

血液型：輸血や手術の場合。

赤沈（血沈）：最近は炎症の基準としてCRP（生化学で測定できる）がよく使われるのであまりやらない。

血糖：糖尿病の患者さんや意識障害のときなど。

スピッツのキャップの色と検査名、採取量の目安

検査名	必要な採取量
生化学	3〜6mℓ
凝固	1.8mℓ
血液型	7mℓ
赤沈(血沈)	1mℓ
血糖	2mℓ

※採血量は施設によって異なることがあります。

監修：道又元裕

参考文献

[p.80-82　CTとMRIの違い]

(1) 荒川直美：検査説明これだけ！　ガイド、ナース専科、31 (5)、p.44-49、2011.

[p.83-87　血液ガスデータ]

(2) 北岡建樹：よくわかる酸塩基平衡、永井書店、2007.

(3) 諏訪邦夫：よくわかる酸塩基平衡、中外医学社、2000.

Part 4

チューブ・カテーテル

で聞かれる質問はコレ！

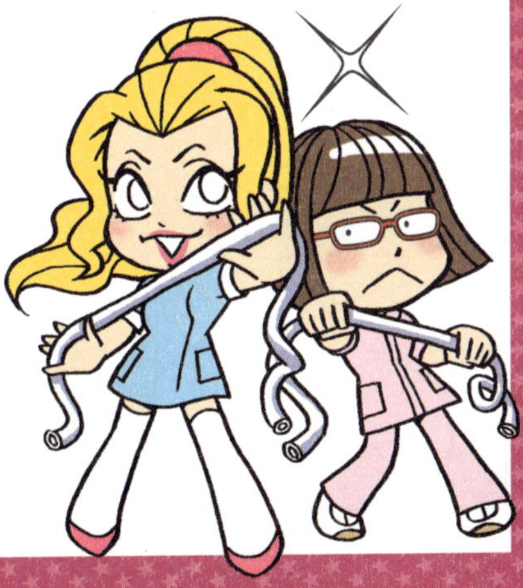

Part 4　チューブ・カテーテル

ドレーンの色で大慌て！ の巻

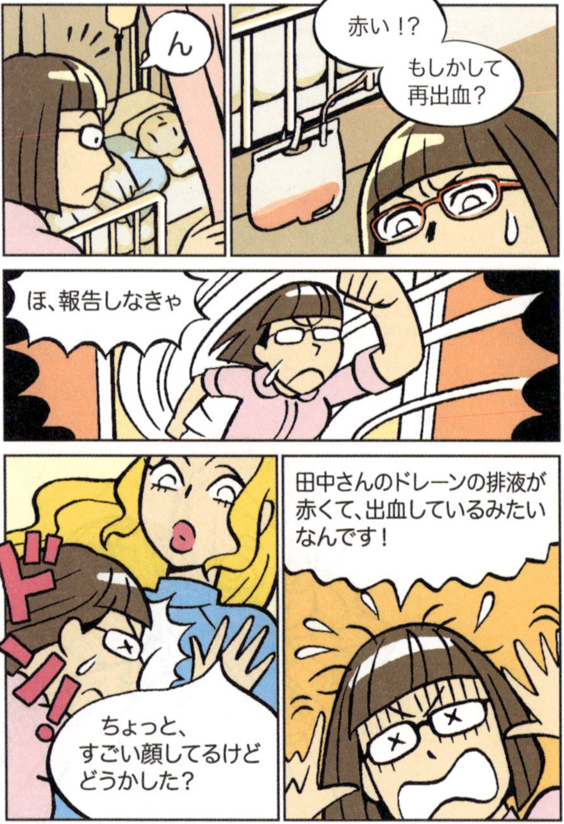
ん
赤い！?
もしかして
再出血？
ほ、報告しなきゃ
ドン!!
ちょっと、
すごい顔してるけど
どうかした？
田中さんのドレーンの排液が
赤くて、出血しているみたい
なんです！

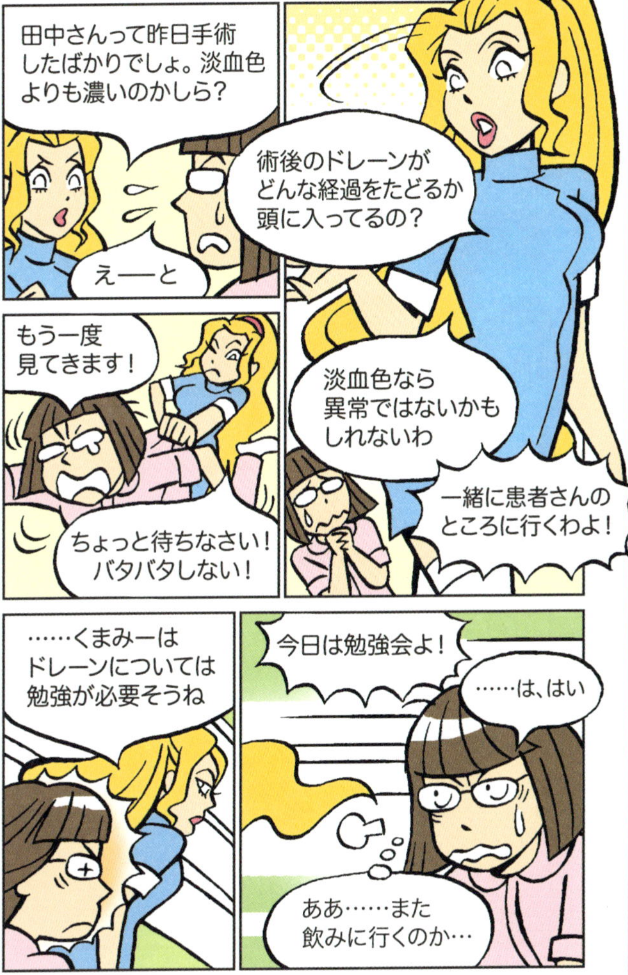
田中さんって昨日手術したばかりでしょ。淡血色よりも濃いのかしら？
えーーと
術後のドレーンがどんな経過をたどるか頭に入ってるの？
もう一度見てきます！
ちょっと待ちなさい！バタバタしない！
淡血色なら異常ではないかもしれないわ
一緒に患者さんのところに行くわよ！
……くまみーはドレーンについては勉強が必要そうね
今日は勉強会よ！
……は、はい
ああ……また飲みに行くのか…

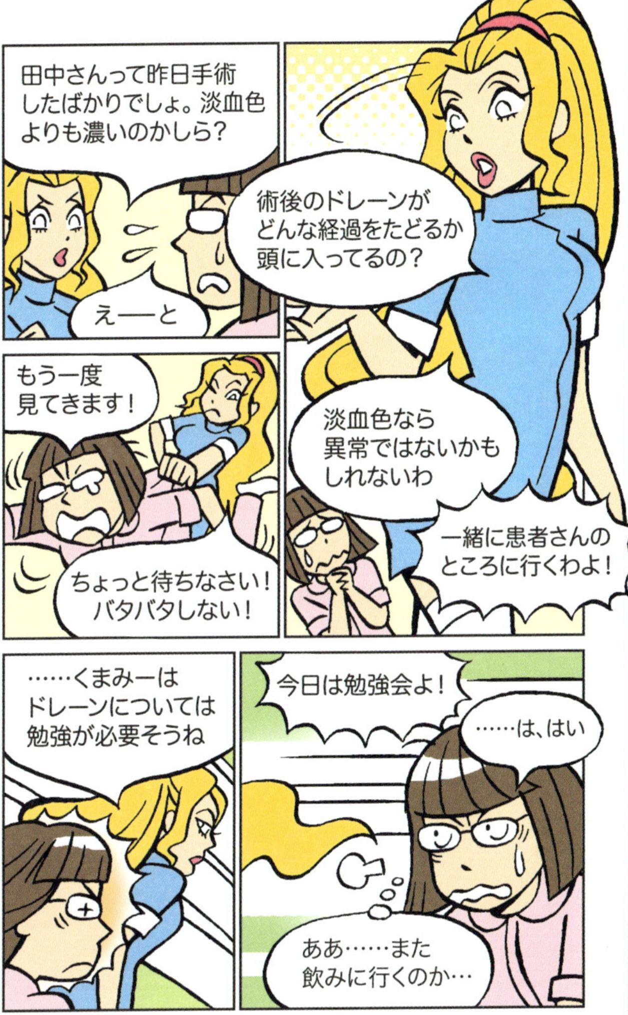

Question 025

先輩Tさんが新人時代にされた質問よ！

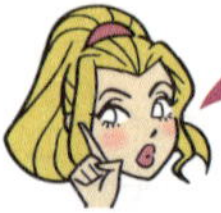

腹腔ドレーンを挿入する場所はどこかわかる？

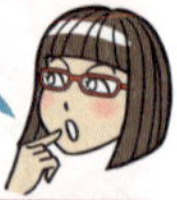

決まっているのですか？

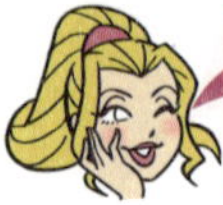

疾患によって挿入場所が異なるから覚えておいて！

これが答えよ！

術後腹腔ドレナージの挿入部位は主に6カ所（図左）。

仰臥位のときに液体が溜まりやすいところにドレーンは挿入されるのよ（図右）。これ以外には吻合部など術式によりドレーンは異なるわ。

ドレーンの挿入部位

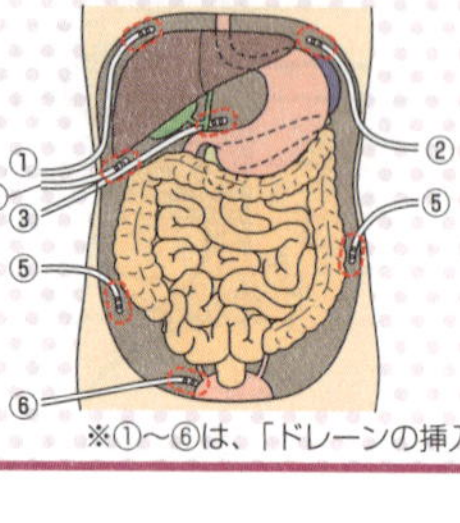

仰臥位で液体が溜まりやすい場所

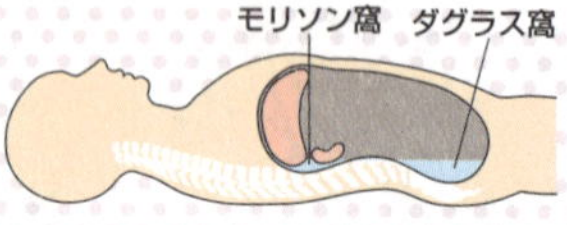

※①～⑥は、「ドレーンの挿入部位と疾患」と対応

解説するわ！

挿入部位は何の術後かによって決まる

腹腔は、胸部と骨盤の間をさし、腹壁によって囲まれ、消化器系や泌尿器科系臓器の大半が収められています。腹腔ドレナージの挿入部位に対する疾患を**表**にまとめました。

ドレーンの挿入部位と疾患

挿入部位	疾患
①右横隔膜下腔	胃･肝切除術後、消化管穿孔に伴う汎発性腹膜炎術後など
②左横隔膜下腔	脾臓摘出後、汎発性腹膜炎術後、胃切除術後（食道空腸吻合）など
③ウィンスロー孔	胃･肝切除術後、膵頭十二指腸切除後
④モリソン窩	胃切除後、結腸手術後
⑤左･右傍結腸溝	腸手術後の縫合不全のモニタリングとして
⑥ダグラス窩	直腸切除後、汎発性腹膜炎術後など

知っておいて！

挿入部位によって流出量や性状が違う

挿入されている部位や目的によって排液の正常な流出量も性状も異なります。膵管ドレーンは膵液が1200～1500mℓ／日、経皮経肝胆管ドレナージ（PTCD）は胆汁が500～600mℓ／日、流出しなくてはいけません。少ないときは、機能不全や漏れを疑います。

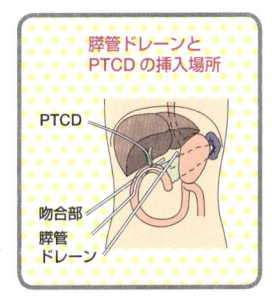

膵管ドレーンとPTCDの挿入場所

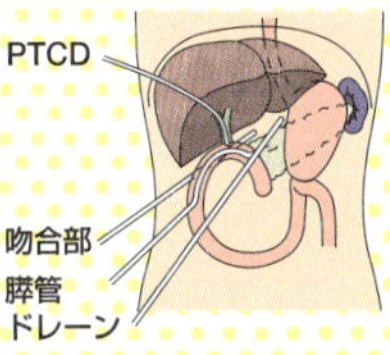

執筆・監修：露木菜緒

Question 026

先輩Uさんが新人時代にされた質問よ！

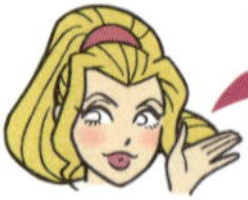

腹腔ドレーンの排液の性状、色は、どうなると異常なのかわかる？

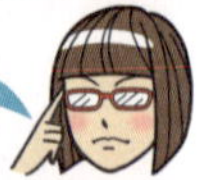

血性だと異常だと思いますが…。

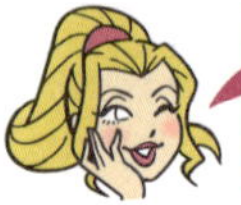

血性以外にも異常を示す色があるわ。

これが答えよ！

血性、白濁色、黄色、緑色などは異常があると考えられるわ。

ドレーンは、挿入部位・目的で、正常・異常の基準が異なるのよ。一般的に正常な場合は、術直後は淡血性で、回復とともに漿液性へと変化していくわ。

解説するわ！

排液の色で異常がわかる

腹腔ドレーンは正常な場合、淡血性→淡々血性→淡黄色→淡々黄色という経過をたどります。それ以外で排液の色の変化が示す危険なサインをいくつか紹介します。

●血性

血液の混入の持続や、いつまでも血性が持続するようであれば、局所の出血を考えます。また、血性が濃くなっていたり、鮮血時は、動脈性の出血の可能性もあります。

2～3時間以上の新鮮血流出の持続、200mℓ／h以上の出血があるときは、再手術となる可能性が高くなるため、意識レベル、バイタルサイン、呼吸・循環状態を確認して報告します。

●白濁色

消化液などが周囲の組織を溶解すると、白濁した排液になります。原因として、膵液の漏出や、食道術後のリンパ液の漏出が挙げられ、感染を起こすと混濁や浮遊物が混入します。

●黄色・緑色

腸液や胃液、胆汁が混入したときに黄色や緑色を示します。これらの異常に気づくためには、ドレーンがどこに入っているのか、また、その正常な排液の性状を知っておく必要があります。

例えば、RTBD（逆行性経肝胆道ドレナージ）チューブであれば、肝臓切除術後に胆嚢内にドレーンを留置しているため、排出液は胆汁様であって当然です。しかし、肝切離面ドレーンや横隔膜下ドレーンなどから胆汁様の排液が出てきたときは、胆汁漏を疑います。術直後わずかに漏出する淡黄色の胆汁は問題ありませんが、茶色～緑を呈した場合は、胆汁漏を疑います。

胆汁漏出にて腹腔内感染を呈した場合は、敗血性ショックへの移行も考えられます。ショック状態へ移行した場合は、ドレナージや抗生剤投与などの保存的治療のみでなく、緊急手術の必要性も出てきます。

胸腔・腹腔・脳室ドレナージ別にみた排液の異常と疑われる症状を**表**にまとめました。

胸腔・腹腔・脳室ドレナージ別：排液の異常

ドレナージ	異常の状態	疑われる症状
胸腔ドレナージ	血性の排液が止まらない	出血
	排液が突然止まった	閉塞、肺の拡張、エアリークの出現、浮腫、呼吸性変動の出現・消失など
腹腔ドレナージ	血性の排液が止まらない	出血
	排液が突然止まった	ドレーンの閉塞
	急に色調が変化した：褐色	縫合不全
	急に色調が変化した：白濁色	リンパ液漏出
	急に色調が変化した：濃黄色	胆汁漏
	急に色調が変化した：濃緑色	胆汁漏、感染
	急に色調が変化した：赤ワイン色（褐色）	膵液漏
脳室ドレナージ	排液量が50～100mℓ以上	再出血の可能性あり

腹腔ドレーンの正常な排液の色の変化

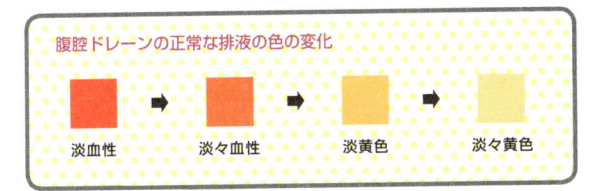

淡血性 → 淡々血性 → 淡黄色 → 淡々黄色

腹腔ドレーンの異常な排液の色

	濃血性	ワイン色	濃黄色 または 黄土色	褐色	白濁色 または 乳白色
排液の色					
考えられる要因	術後出血	膵液漏出	胆汁漏出	縫合不全 腹腔内膿瘍	（リンパ液漏出）

知っておいて！

そのほか、排液の変化で気をつけること

その他、手術をした臓器の内容物と同じ色の排液が流出したときは、縫合不全や局所損傷での臓器の内容物が流出していると考えられます。例えば、大腸術後の便汁や食道術後の唾液混じりの排液などです。

執筆・監修：露木菜緒

Question 027

グッドさんが新人時代にされた質問よ！

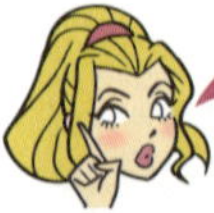

導尿カテーテルの挿入時の長さは、男性・女性それぞれ何cm?

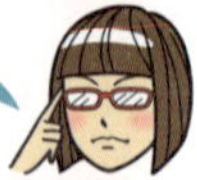

女性のほうが短いですよね…。

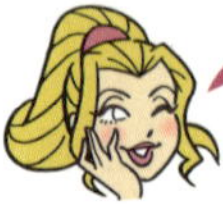

もっと具体的にそれぞれの数字を覚えておくといいわね！

これが答えよ！

一般的に、男性は20cm、女性は4～6cm程度カテーテルを挿入するわ。

男性の尿道の長さは約16～20 cm、女性の尿道の長さは約3～4cmで、圧倒的に男性が長いわね。その分、挿入するのが大変になるわよ。

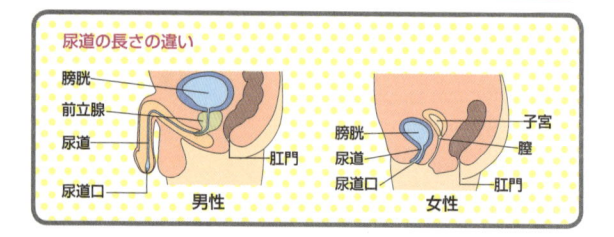

尿道の長さの違い

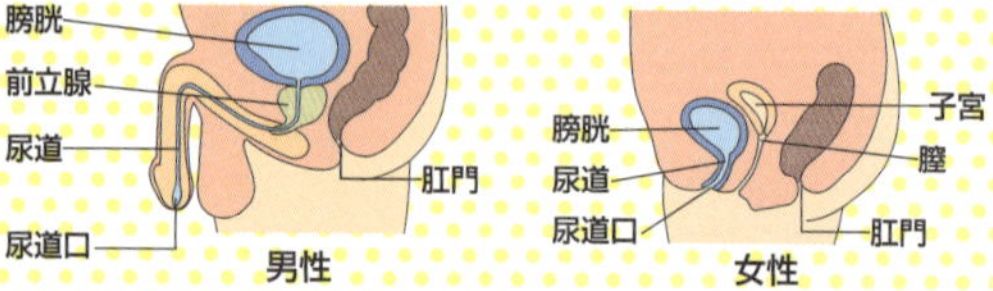

解説するわ！

手際よくできるようにする

導尿とは、一時的に尿道口から膀胱内に無菌的にカテーテルを挿入して膀胱に貯留した尿を排出させる方法です。患者さんには羞恥心があるため、手際よくカテーテルを挿入できるようにしましょう。また、男性は約20㎝程度挿入しますが、途中で痛がったり挿入が困難な場合は、前立腺肥大も考えられます。その場合は無理に挿入せず、医師の判断を仰ぎましょう。

導尿カテーテル挿入の手順

1	滅菌手袋を着用し、消毒剤を浸した綿球で外尿道口周辺の消毒を行う。
2	陰部に触れたほうの手で陰部を保持し、陰部に触れなかった清潔なほうの手でカテーテルを注意深く挿入する(この際、カテーテルをピンセットなどで把持して挿入しない)。
3	滅菌水をゆっくりと注入する。ガーゼで陰部を拭いて、手袋をはずす。
4	カテーテルを正しい位置に固定する。

知っておいて！

ピンセットでつまむのは禁忌

今までカテーテルをピンセットでつまんで入れていましたが、「滅菌手袋で直接つかんで入れる」と変更になりました。導尿カテーテルの内部が「破損している」との報告が日本だけに多く、ピンセットで強くつまんでいるのが破損の原因とされました。カテーテルの添付文書にもピンセットでつまむのは禁忌と記されているので注意しましょう。

執筆・監修：道又元裕

Question 028

なおさんが新人時代にされた質問よ！

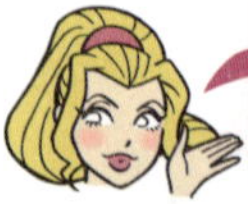

留置カテーテルのバルーンを膨らませるとき、なぜ滅菌蒸留水を使うの？

生理食塩水じゃダメなんですか…？

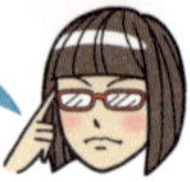

これが答えよ！

生理食塩水の場合、バルーン内部で食塩が析出して、結晶を作るおそれがあるわ。そうすると、カテーテルが目詰まりを起こして、抜けなくなってしまうのよ。

解説するわ！

使用するのは滅菌蒸留水

カテーテルを挿入して、シリンジでバルーンに水を注入して膨らませる際、生理食塩水ではなく必ず滅菌蒸留水にします。

知っておいて！

目詰まりはポンピングで解除

もし、カテーテルが目詰まりを起こして抜けなくなってしまった場合は、医師に連絡し、滅菌蒸留水を少量注入して、ポンピングを繰り返しながら目詰まりを解除します。

監修：道又元裕

Question 029

ラスラスさんが新人時代にされた質問よ!

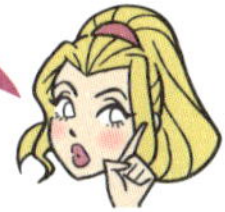

点滴のチューブにどれくらい空気が入ると危ないかわかる?

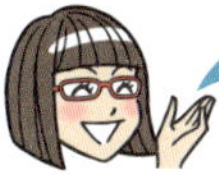

空気が入ってはいけないのでは?

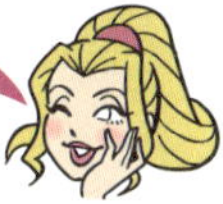

小さな気泡くらいなら問題なしよ!

これが答えよ!

およそ10mℓ以内、30mℓ以下、あるいは200mℓ以下までなら生命に影響を及ぼす程ではないという説もあるわ。

どの程度の量が入ったら危ないか、許容できるかということについては、実はエビデンスはないのよ。点滴ライン内の小さな気泡は、空気の量としてはごく少量なので、問題ないことが多いと考えられているわ。リスクの発生に関しては、入る量が一度に多量なのか、少量ずつなのかなどによっても異なるのよ。ただ、輸液ルートの内に大量の空気があると、それが血管に流入し、肺の血管が詰まる「空気塞栓」を起こす可能性があるので、点滴ライン内に空気を混入することは好ましくないわね。

解説するわ！

ほとんどは肺で吸収されるけれど……

もし、点滴ラインから空気がある一定以上の空気塊として血管内に流入した場合、どうなるでしょうか？

通常の点滴は経静脈的投与のため、空気塊は静脈内に入って小気泡となり、最終的には肺で吸収されます。しかし、吸収できないような空気塊の場合には、肺の毛細血管を通過できず、詰まってしまい、肺動脈圧は代償性に上昇します。この状態が「空気塞栓（air embolism）」による肺梗塞で、その程度が肺広範に発生すると肺動脈圧が著しく上昇し、右心室の駆出量が低下して、心拍出量が低下することになります。さらに、呼気炭酸ガス分圧の低下をもたらし、血中炭酸ガス分圧を上昇させ、低酸素血症が惹起します。これら一連の過程は、急激な重症呼吸不全とショック状態として認識されます。

知っておいて！

空気の抜き方を知っておく

ルート内に空気が混入した場合は、速やかに空気を抜きます。

点滴ルートの空気の抜き方

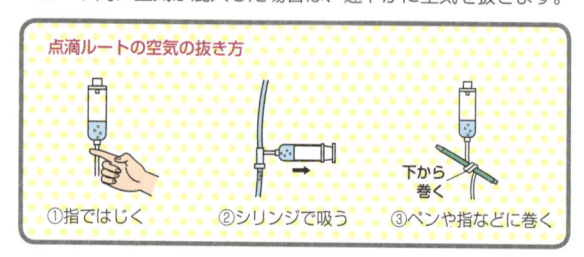

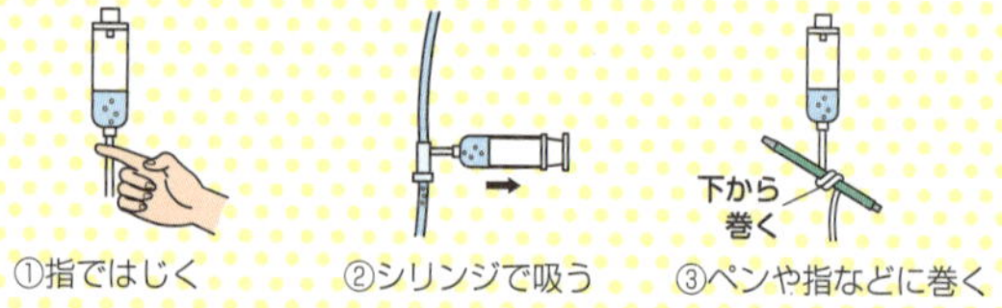

①指ではじく
②シリンジで吸う
③ペンや指などに巻く

執筆・監修：露木菜緒

Part 5

薬

で聞かれる質問はコレ！

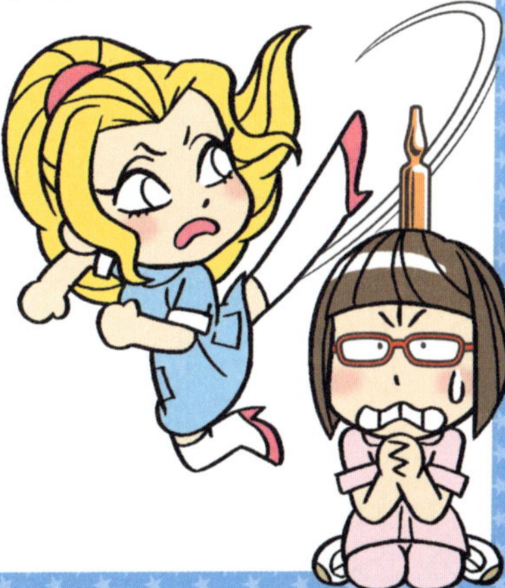

Part 5　薬

剤形の違いの意味って？ の巻

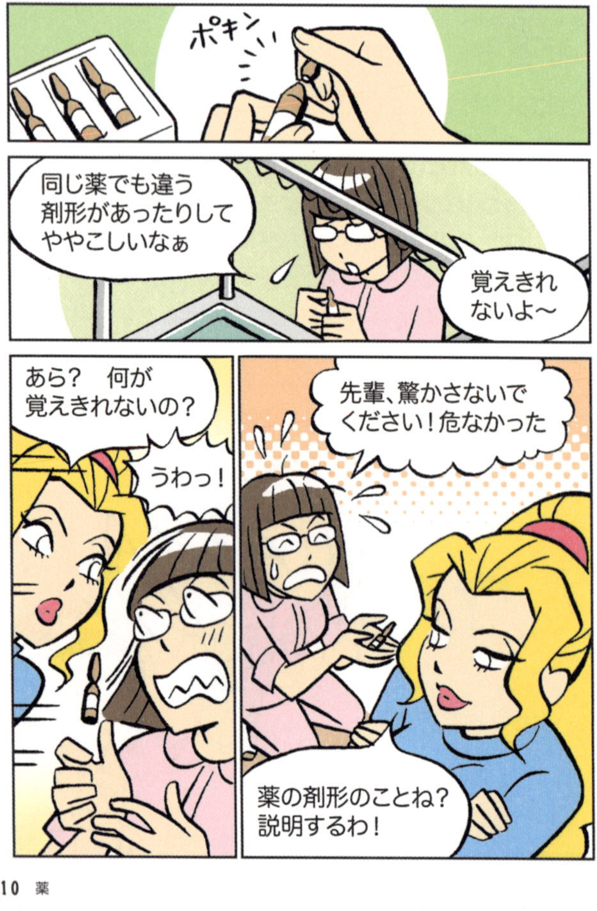

ポキン
同じ薬でも違う剤形があったりしてややこしいなぁ
覚えきれないよ～
あら？　何が覚えきれないの？
うわっ！
先輩、驚かさないでください！危なかった
薬の剤形のことね？説明するわ！

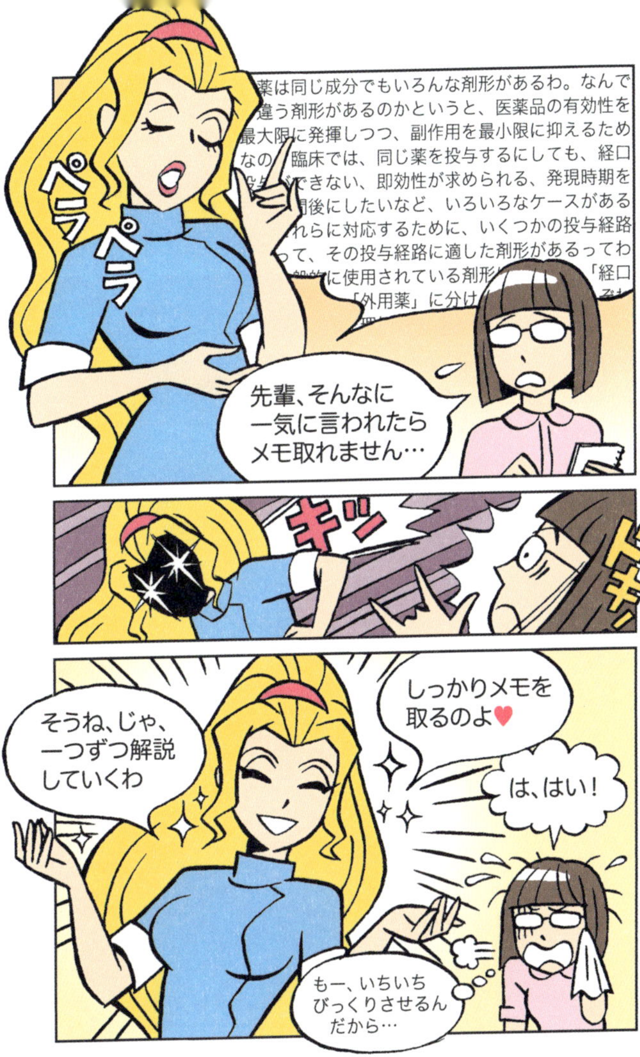
ペラペラ
ペラ
薬は同じ成分でもいろんな剤形があるわ。なんで
違う剤形があるのかというと、医薬品の有効性を
最大限に発揮しつつ、副作用を最小限に抑えるため
なの 臨床では、同じ薬を投与するにしても、経口
できない、即効性が求められる、発現時期を
後にしたいなど、いろいろなケースがある
れらに対応するために、いくつかの投与経路
て、その投与経路に適した剤形があるってわ
に使用されている剤形 「経口
「外用薬」に分け
先輩、そんなに一気に言われたらメモ取れません…
キッ
ドキッ
そうね、じゃ、一つずつ解説していくわ
しっかりメモを取るのよ♥
は、はい!
もー、いちいちびっくりさせるんだから…

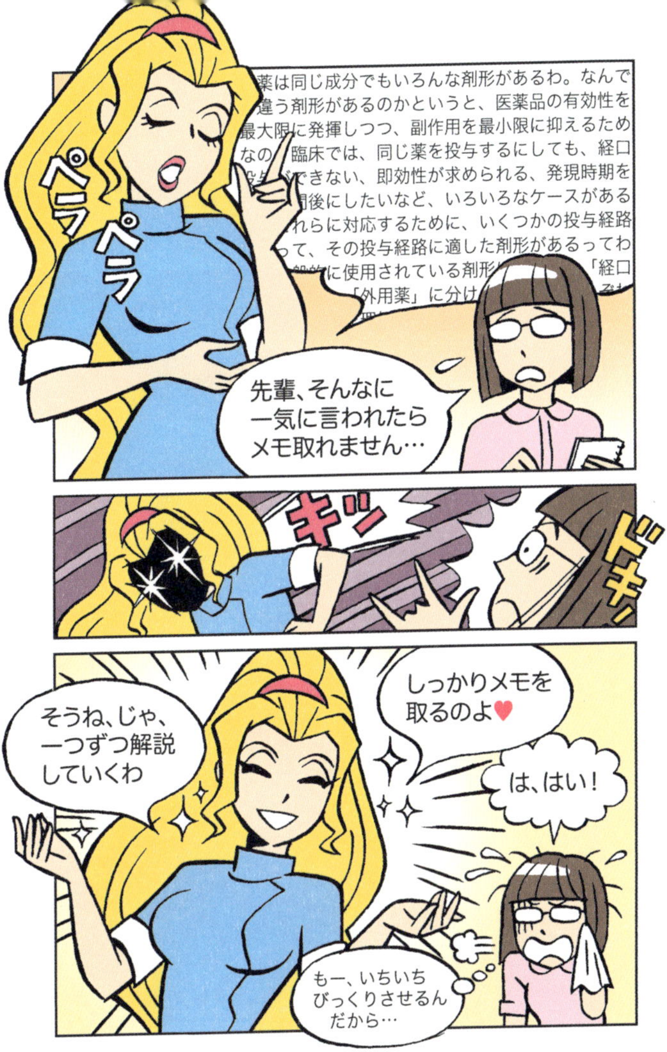

Question 030

先輩Vさんが新人時代にされた質問よ！

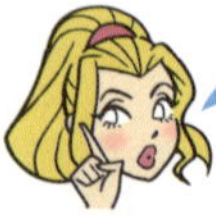

ニトログリセリン舌下錠はなぜ舌下なの？

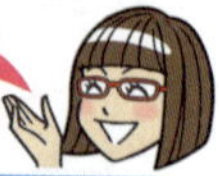

速効性があるからです。

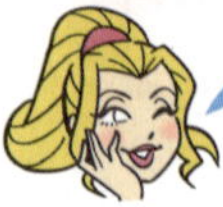

なぜ速効性があるかわかる？

これが答えよ！

舌下は脂溶性薬剤の吸収が早く、投与後1分以内に血管を拡張する効果が現れ、約4～5分で血漿中濃度が最高になるからよ。

ニトログリセリンは脂溶性の薬剤。代謝は主として肝臓で急速に加水分解されるから、速効性が求められる狭心症、心筋梗塞、心臓喘息などに適応されるのよ。

解説するわ！

ニトログリセリンについて

●ニトログリセリンとは

ニトリグリセリンは硝酸薬という種類に属する薬剤です。冠血管の拡張と動静脈の末梢血管拡張（冠動脈以外は静脈系が優位に拡張）によって前負荷、後負荷が軽減された結果、心仕事量を軽減します。

●ニトログリセリンの特徴

・労作性および冠動脈攣縮による狭心症に有効がある。
・速効性の薬剤は発作を寛解する。
・持続性の薬剤は狭心症発作の予防が期待できる。
・高用量の持続点滴は不安定狭心症の治療に用いられる。

（注）漫然と長期間に渡り持続的に用いると耐性が生じるといわれています。

●作用機序

一酸化窒素（NO）の生成によるもので、体内で加水分解されて生じる硝酸がさらに還元されて一酸化窒素（NO）になり、それがグアニル酸シクラーゼを活性化し、cGMP（cyclic guanosine monophosphate:環状グアノシン一リン酸）の産生を増やす結果、細胞内のカルシウム濃度が低下するため血管平滑筋が弛緩し、血管拡張が起こります。

経路によって最大効果発現時間が違う

経口では、ほとんどが腸管粘膜や肝臓で分解されるため、仮に経消化管からの吸収を期待したなら、極めて多くの量（バケツ1杯とか）が必要です。効果の持続は長いけれど、最大効果発現時間も60～90分と長くなってしまいます。

知っておいて！

投与方法ごとの特徴

動脈・静脈注射	血中濃度（薬効）の発現時間が最も速いのが、動脈・静脈内注射です。医薬品を直接、血液中に投与するわけですから、投与プロセスにおける医薬品の分解や吸収もなく、投与した100％の薬量が血中に入ることになります。投与後30秒～5分程度で出現します。
筋肉注射	動脈・静脈内注射に次いで速いのが、筋肉注射です。筋肉の周囲にある血管の血管壁は、比較的透過率が高いので、吸収が速やかに行われます。発現時間は、筋肉注射が5～10分程度で、消化管を経由せずに循環血液中へと吸収されているので、医薬品の吸収率の低下はほとんどありません。
直腸内投与	速度は、筋肉注射とほぼ同じです。粘膜投与である直腸内投与は、直腸静脈叢に吸収された後に下腿大静脈へと移行するので、比較的速くに血中に吸収されます。発現時間は、15分前後とされています。この経路も消化管を経由せずに循環血液中へと吸収されているので、医薬品の吸収率の低下はほとんどありません。
皮下注射	皮下注射は、筋肉注射と同じ投与経路ですが、組織の血流の違いにより吸収速度が多少遅くなり、10～20分ほどかかります。
経口投与	効果発現時間が最も遅いのが経口投与です。消化管で医薬品を吸収するので溶解などのプロセスを経るためで、一般的に最大効果は60～120分となっています。さらに、体内で吸収されるまでにいろいろな環境に曝されることから薬効を維持するために剤形を加工してあるため、その剤形によっても発現時間に、違いが生じやすくなります。また、薬剤には肝臓での代謝を受けやすいものや胆汁中に排出されやすいものなどがあり（初回通過効果）、経口投与ではその成分が100％吸収されることはありません。

薬物の吸収経路

経口投与

口から入った医薬品は、食道を通り、胃で消化分解されます。そこで錠剤が崩壊したりカプセルが溶けて有効成分が溶け出てきます。その後、消化管で吸収されて門脈・肝臓を通って、肝静脈から下大静脈を経て全身へと送られます。

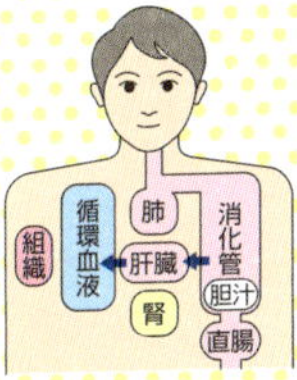

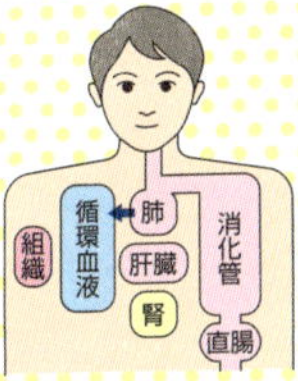

気管内投与

局所作用のものは気管内の受容体と結合し薬効を発現。一方、全身作用薬を挿管チューブから投与すると、肺の多くの血管から、とても速く吸収され効果を発現。蘇生時に静脈路が確保できないときに用いられます。

粘膜投与

口腔粘膜（舌下錠）、直腸粘膜（坐薬）、鼻粘膜（点鼻薬）を介するものがあります。粘膜組織には毛細血管が多く、比較的速く吸収されます。肝臓を通過せずに心臓へ運ばれ、全身へ送られます。

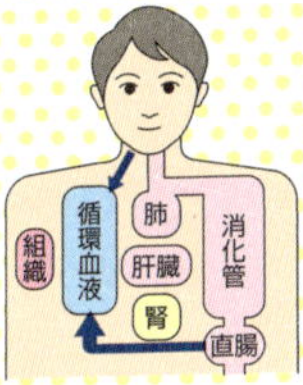

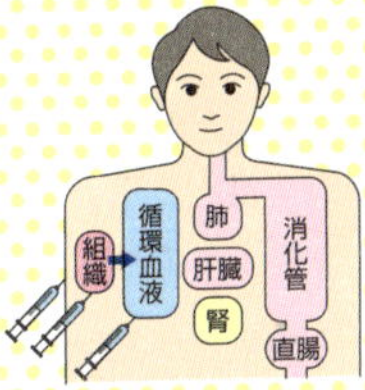

注射での投与

静脈注射の場合は、吸収過程がなく、直接循環血液中に入り、体内へと移行していきます。筋肉注射や皮下注射の場合には、投与された部位の組織から毛細血管壁を通って通常血管へ入り、その後全身循環血液中へ移行します。

経皮吸収

皮膚は体のバリヤーであるため通常皮膚を通しての医薬品の吸収はありません。しかし新しい剤形が開発され、皮膚に貼ったテープやパッチの薬剤が少しずつ循環血液中へと移行していくものがあります。

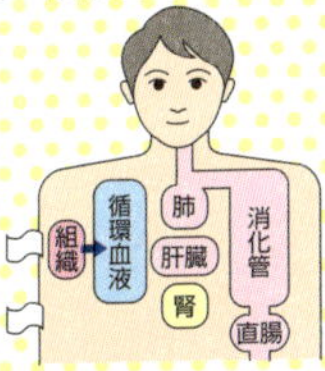

Column

ニトログリセリンはなぜ爆発しない？

ニトログリセリンは、その爆発力が見出されましたが、一時は爆発力がすさまじすぎて、爆薬としては不向きであると判断されました。1846年にイタリアのアスカニオ・ソブレロという化学者が初めて合成に成功し、爆発力を確認しました。その際、その物質を自分の舌で舐めてみたところ、頭が痛くなったという記録があるそうです（血管の過拡張が起こったことが推測できます）。その後1866年にアルフレッド・ノーベルによって改良が加えられダイナマイトとして製造されました。

このニトログリセリンが狭心症の薬となるきっかけになった出来事があるようです。ニトログリセリン製造工場に勤務していたある狭心症を患う従業員が、自宅では発作が起こるのに工場では起こらないことから、血管拡張作用が発見されたと言われています。

では、なぜニトログリセリン製剤は爆発しないのでしょうか。それは、現在医薬品として用いられている薬は、硝酸イソソルビドなどのニトロ基を持つ硝酸系の薬品が主ですが、これらは添加剤を加え、爆発しないように加工されています。そのため、医薬品のニトロをいくら集めても爆薬にはなりません。しかし、それらを加工して爆薬を製造することは可能であるため、アメリカなどでは医薬品のニトロも爆薬、兵器として扱い敵対国への輸出を禁止しています。

執筆・監修：道又元裕

Question 031

☆Rink☆さんが新人時代にされた質問よ！

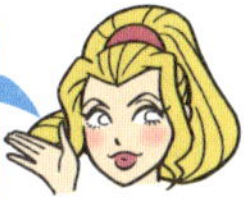

キシロカインはどんなときに使うの？

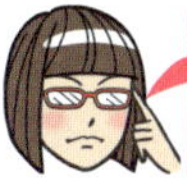

痛み止めや局所麻酔、全身麻酔の補助として使います。

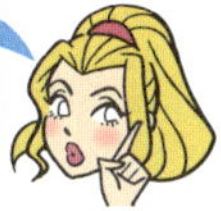

じゃあ、“E入り” と “Eなし” の違いはなに？

Part 5 薬

これが答えよ！

エピネフリンが含まれているかどうかの違いよ！

局所麻酔用のキシロカインには、キシロカインに「E」という文字を付加標示しているものがあるわね。

この「E」とは、「エピネフリン:Epinephrine（同義語:アドレナリン、エピレナミン）」が含まれているという意味。

エピネフリン入りは15℃以下の冷所で遮光保存をしておかないといけないから注意が必要よ。

解説するわ！

キシロカイン（xylocaine）という名称は商品名

リドカイン塩酸塩（lidocaine hydrochloride）が一般名。キシロカインは何種類もあり、局所麻酔、不整脈の治療、全身麻酔の補助、痛みの治療に用いられ、各々の目的により使い分けます。

薬の作用機序は、神経膜のナトリウムチャネルをブロック→神経における活動電位の伝導を可逆的に抑制→知覚神経および運動神経を遮断となっています。「E」が入っているキシロカインは、少ない量で麻酔を効かせたいときに選択することになります。

しかし、血管収縮作用が強いので耳、指、陰茎などにエピネフリンを注射すると末梢血管の収縮により血流障害を生じて組織が壊死に陥ってしまうこともあるため禁忌。また、大量に使うと全身の血圧を高める場合もあり注意が必要です。

知っておいて！

エピネフリンとはアドレナリンのこと

製品名：ボスミンと同じ。副腎髄質から遊離されるホルモンで、転移酵素によりノルエピネフリンから合成されます。強力な交感神経αおよびβ受容体刺激作用を有しています。

・α受容体を介して末梢血管収縮作用を示す

・β1受容体を介して心筋収縮力増強作用と心拍数上昇作用を示す

・β2受容体を介して骨格筋の血管床弛緩作用を示す

臨床で使用されているエピネフリン濃度

●0.5%（5万倍希釈エピネフリン）●1.0%（10万倍希釈エピネフリン）●2%キシロカイン（20万倍希釈エピネフリン）

執筆・監修：道又元裕

Question 032

先輩Wさんが新人時代にされた質問よ！

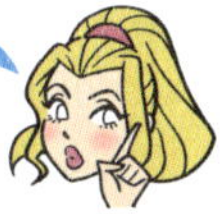

市販されている「小児用バファリン」と医師に処方される「バファリンA81」の違いはわかる？

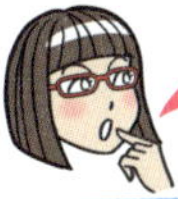

アスピリン以外の成分が違う…？

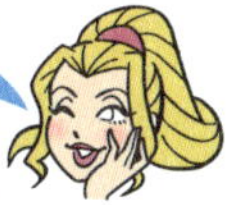

それは昔の話…。それぞれの主成分を覚えておいて。

これが答えよ！

医師に処方される「バファリンA81（81は81mgという意味）」の主成分はアセチルサリチル酸(アスピリン)。現在、市販されている「小児用バファリン」の主成分はアセトアミノフェンで、アセチルサリチル酸（アスピリン）は含まれていないわよ。

つまり、抗血小板効果を期待して医療で処方される「処方のバファリンA81」と、市販の小児用バファリンは別物で、小児用バファリンではアセチルサリチル酸（アスピリン）の効能である血栓の予防効果は得られないのよ。

解説するわ！

それぞれの主成分の違い

●「バファリンA81」の主成分

アセチルサリチル酸（アスピリン）……消炎鎮痛効果

●「小児用バファリン」の主成分

アセトアミノフェン……解熱鎮痛効果

抗血小板効果が有効なバファリン A81 以外の薬剤

パナルジン （チクロピジン）
プレタール （シロスタゾール）
ペルサンチン （ジピリダモール）
オパルモン／プロレナール （リマプロスト）
ドルナー （ベラプロスト）
アンプラーグ （サルポグレラート）
エパデール （エイコサペンタエン酸）

投与量について、重要なポイント

1. 投与量により血栓形成効果が減弱されたり、増強されたりする現象を生じることがあり、これをアスピリン・ジレンマといいます。つまり、同一薬剤が投与量によって、まったく逆の作用がなされるわけです。
2. 大人が解熱鎮痛のために服用するバファリンは 1 錠以上では、血小板凝集の抑制作用が減弱されてしまうことがあります。血小板凝集の抑制のために使用している場合では、解熱・鎮痛のためにはアセトアミノフェン製剤を服用したほうが良いことになります。
3. 血栓・塞栓症に対して予防的に働きますが、大量投与では PGI2 の代償が追いつかず、血小板凝集の抑制作用が弱まってしまいます。

知っておいて！

現在の小児用バファリン

1. 昔はアスピリン成分が含まれていた小児用バファリンが一般で市販されていましたが、副作用などの問題もあって、現在はアセトアミノフェンが主成分となっています。アセトアミノフェンはアスピリンやイブプロフェンなどの非ステロイド性抗炎症薬（NSAIDs）と異なり、抗炎症作用をほとんど持っていません。
2. 医療用と市販薬では成分がまったく違うため、病院で処方されたバファリンA81を市販の小児用バファリンと同様のものだと思い、安易に子どもに服用させることや、バファリンA81の代わりに市販の小児用バファリンを服用することは間違いということになります。

執筆・監修：道又元裕

Question 033

先輩Xさんが新人時代にされた質問よ！

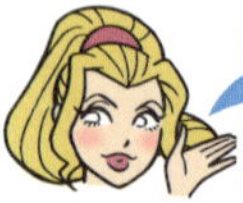

なんでフルカリック1号（2号、3号）は遮光するかわかる？

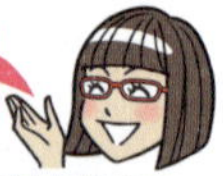

液体だから光によって分解される？

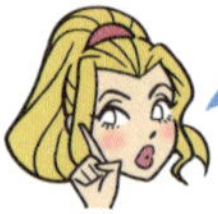

液体じゃなくても、遮光する薬もあるわよ！

これが答えよ！

フルカリック1号（2号、3号）などに含まれているビタミンなどの成分は、光で分解したり、反応したりするため遮光が必要なのよ。

室内の光でも成分の分解が生じるので、常に遮光カバー（橙黄褐色ポリエチレン製カバーなど）で輸液バックを被覆して使用する必要があるわよ。

解説するわ！

遮光が必要な薬剤

フルカリック1号（2号、3号）は、栄養不足もしくは、口から栄養が摂れない患者さんに対して、点滴などで栄養を投与する際に用いる高カロリーの輸液のこと。輸液の主な成分は、総合ビタミン、糖、アミノ酸、電解質液。

もし遮光を忘れた場合、5～6時間程度で力価（ビタミンの効果）が低下して、使用しても期待すべき効果は得られなくなります。

遮光が必要な注射薬の例

薬剤名(販売名)	分類
ケイツーN静注用	ビタミンK
フラビタン注／注射液	ビタミンB_2
メチコバール注射液	ビタミンB_{12}
M.V.I.-3注、M.V.I.注、ネオM.V.I.-9注、ソービタ、ネオラミン・マルチV注射用、マルタミン注射用、ビタジェクト注キット	高カロリー輸液用総合ビタミン剤
アミグランド点滴静注用ネオパレン1号／2号、パレセーフ輸液、ビーフリード輸液、フルカリック1号／2号	ビタミン含有の高カロリー輸液
ファンガード点滴用、ファンギゾン注射用	抗真菌薬
カンプト点滴静注、ハイカムチン注射用	抗がん剤
静注用フローラン	プロスタグランジンI_2製剤

遮光が必要な内服薬の例

薬剤名(販売名)	分類
アルファロールカプセル／内用液、ワンアルファ錠	ビタミンD
コルヒチン錠	痛風治療剤
ニューレプチル細粒	精神神経用剤
セパミットR細粒、セパミット細粒	降圧剤

知っておいて！

配合変化とは

遮光が必要な薬剤のほか、配合変化が起きやすい薬剤や、保管温度が重要な薬剤もあるので覚えておきましょう。

薬剤は単独で使用することが基本ですが、その状態で最も成分が安定するように作られています。また、他の薬剤と混合することで溶解度が変化する、pHの変化による化学変化や加水分解するなどといった変化が起こることがあります。

その結果、白濁（混濁）、変色、着色、沈殿などの外観変化や、内容成分の分解、力価の低下が生じます。

配合変化が起こりやすい医薬品の例

薬剤名（販売名）	一般名（分類）	主な内容
ホリゾン注射液	ジアゼパム（睡眠薬）	白濁
ハロマンス注	デカン酸ハロペリドール（抗精神病薬）	白濁
メイロン注	炭酸水素ナトリウム（中和薬）	白濁
プリンペラン注射液	メトクロプラミド（制吐薬）	白濁・沈殿
ラシックス注	フロセミド（利尿薬）	白濁・沈殿
ネオフィリン注	アミノフィリン（気管支拡張薬）	沈殿
カルチコール注	グルコン酸カルシウム（骨・カルシウム代謝薬）	沈殿
静注用マグネゾール	硫酸マグネシウム・ブドウ糖配合（子宮用剤）	沈殿
ニトログリセリン	ニトログリセリン（狭心症治療薬）	PCVを使用した器材に吸着
ニトロール注	硝酸イソソルビド（狭心症治療薬）	PCVを使用した器材に吸着

保管温度に注意を！

本薬局方によって薬剤の保管温度は、「標準温度」「常温」「室温」「微温」「冷所」の5つに定められています。

また、薬剤のパッケージには、「ケアマーク」（保管温度指示マーク）がついている薬剤もあるので、そのマークの指示通りの保管方法をとりましょう。

保管温度の意味（日本薬局方による）

標準温度	20℃
常温	15～25℃
室温	1～30℃（特に指示がない薬剤）
微温	30～40℃
冷所	別に規定するものを除き、15℃以下の場所とする

保管温度指示マーク（ケアマーク）の意味

指示表示	指示マーク
冷所（15℃以下）に保存	冷所
▲▲℃以下で保存	～▲▲
▲～×℃で保存	▲～×

（注意！）
「ケアマーク」（保管温度指示マーク）に、「～10」の記号の下に「禁・凍結」と書かれている薬剤は、凍らせずに10度以下で保存します。凍結させてしまったものは、成分に変化が起こっていたり、薬効が落ちていたりする可能性があるので使用できません。

執筆・監修：道又元裕

Question 034

先輩Yさんが新人時代にされた質問よ！

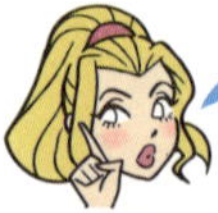

なぜ、ゆっくり入れる必要がある薬剤があるの？

血管外に漏れ出る可能性があるからですか？

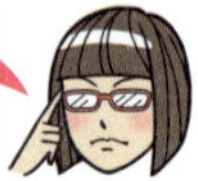

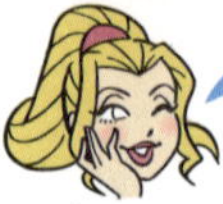

そのほかにも理由があるわよ。

これが答えよ！

有害事象が生じる可能性のある薬剤や、投与時の速度や濃度が増加すると血管外漏出を起こし、重篤な組織障害を引き起こす薬剤（メシル酸ガベキサートなど）があるためよ。

解説するわ！

有効域の範囲に気をつける

血中濃度には無効域、有効域、中毒域の3つに分けられ、その範囲は薬剤ごとに異なっています。急速投与は血中濃度が有効域を超えて中毒域に入り、有害事象を引き起こす可能性が高くなります。有効域の範囲が狭い薬剤は、ゆっくりと投与します。

知っておいて！

無効域、有効域、中毒域とは？

薬剤の効果が出ていない範囲を無効域、薬剤の効果が発揮されている範囲を有効域、有効域以上に濃度が高くなり有害事象を起こす可能性がある範囲を中毒域といいます。

急速投与により重篤な副作用の恐れのある注射薬の例（静脈内点滴）

商品名	一般名(分類)	主な副作用
ネオフィリン注	アミノフィリン(気管支拡張薬)	ショック、不整脈など
タガメット注	シメチジン(消化性潰瘍治療薬)	不整脈、血圧低下など
アレビアチン注	フェニトイン(抗てんかん薬)	心停止、血圧低下など
サクシゾン注 ソル･コーテフ注	コハク酸ヒドロコルチゾン ナトリウム(副腎皮質ステロイド)	心停止など
ソル･メドロール注	コハク酸メチルプレドニゾロン ナトリウム(副腎皮質ステロイド)	心停止など
アンペック注	塩酸モルヒネ(麻薬)	呼吸抑制、心停止など

※薬剤の添付文書の用法・用量に関する使用上の注意や情報が記載してあります。
　不安なものに関しては、目を通しておくとよいでしょう。

監修：道又元裕

Question 035

先輩Zさんが新人時代にされた質問よ！

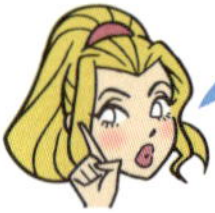

多くの薬剤を点滴投与するときの注意点は？

複数の薬剤を点滴投与するときは、同一のルートから投与しないこと。

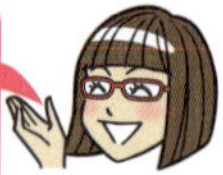

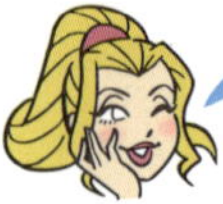

なぜ、同一のルートから投与しないか、その理由は？

これが答えよ！

配合変化を起こすことがあるからよ！

複数の薬剤を点滴する場合は＝同一ルートから投与すると配合変化（p.124参照）を起こすものがあるため、まず配合禁忌薬を確認する必要があるわよ。

1薬剤1ルート以上に薬剤を投与しなければならない場合は＝同じ薬効のものを同じルートから投与するのよ。

それから中心静脈ラインであれば、複数の内腔を有するマルチ（ダブル・トリプル・クワッド）ルーメンカテーテルがあるから、これにより同時に多くの薬剤が投与できるわよ。

知っておいて！

マルチルーメンカテーテルとは

マルチルーメンカテーテルは、それぞれのラインで太さが異なり、何G（ゲージ）か明記してあります。

ライン選択時には、まず何本接続できるカテーテルが留置されていて、どこが太いのかを確認します。

また、なるべく太いラインに、流速が速く流量が多いメイン点滴（維持輸液など）を選択します。

マルチルーメンカテーテルには、「DISTAL：先端」「MEDIAL：中央」「PROXIMAL：遠位」も記載されています。

CVP（中心静脈圧）を測定するときは、より右房付近に近いほうが正確な圧測定ができるため、「DISTAL」に接続するのが望ましいとされています。

「脂肪製剤」「輸血」「血液製剤」は、原則として末梢ルートを選択します。

マルチルーメンカテーテル

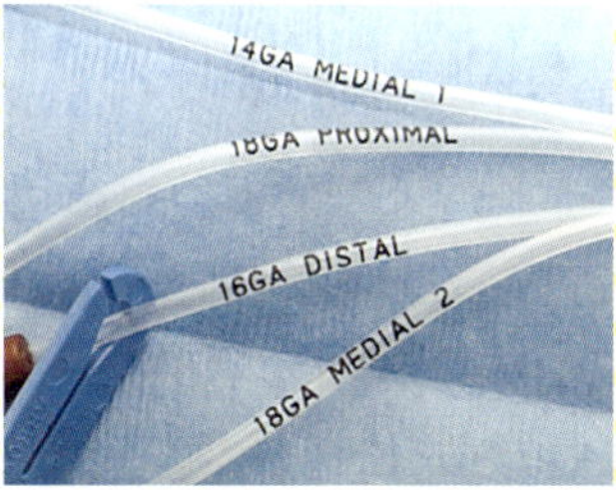

執筆・解説：露木菜緒

Column

救急カートに入っている薬剤は？

救急カートは緊急時などいざというときにすぐに使用できなくてはいけません。救急カート内の薬品や物品を全てのスタッフが知っておく必要があります。病院、部署によって内容は違うため、自部署の救急カートを確認しましょう。

救急カートに入っている薬剤一覧（杏林大学医学部付属病院）

昇圧剤	• アドレナリン（ボスミン or エピネフリン）：低血圧、ショック、心停止 • ノルアドレナリン：低血圧、ショック • 塩酸ドパミン：ショック、循環不全 • 塩酸ドブタミン：急性循環不全に対する心収縮力増強
カルシウム製剤	• カルチコール、塩化カルシウム：心筋収縮力増強、徐脈、高カリウム血症
血管拡張剤	•ミリスロール（ニトログリセリン）：急性心不全、狭心症 •ニトロール：急性心不全、狭心症
強心剤	•ジゴキシン：心不全、不整脈
抗不整脈剤	•リドカイン：心室性不整脈 •ワソラン：頻脈性不整脈
副交感神経遮断剤	•硫酸アトロピン：徐脈、胃腸の痙攣性疼痛など •ブスコパン：腸管運動抑制
気管支拡張剤	• ネオフィリン：気管支喘息
ステロイド剤	• ソルコーテフ • ソルメドロール
炭酸水素ナトリウム剤	• メイロン：アシドーシス補正
鎮痙剤	• ジアゼパム（セルシン）：てんかん、痙攣
ブドウ糖	• 50% ブドウ糖：低血糖
利尿剤	• ラシックス

執筆・解説：露木菜緒

Question 036

先輩aさんが新人時代にされた質問よ！

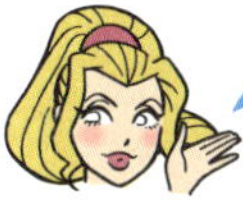

注射後や輸血開始後に気をつけなければならないことは？

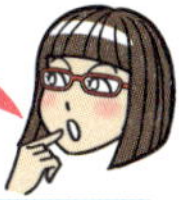

患者さんの状態の変化です…。

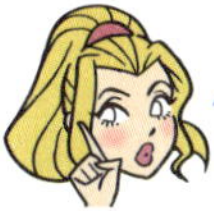

なぜ、すぐに気をつけなければいけないかはわかる？

これが答えよ！

気づかなければならないことは、患者さんが副作用を起こしていないかということ。

特にアレルギー反応はたとえ少量であっても、ほとんどが薬の投与後すぐに発生するのよ。そのため、注射や輸液開始後は患者さんに異変がないかどうかを確認する必要があるわ。

特に初めて投与する薬剤の場合には、注意が必要よ。

知っておいて！

誘発しやすい薬剤を知っておく

以前、アレルギーを発症したことがある場合には、再度アレルギー反応を起こす可能性が高くなります。アレルギーや副作用を誘発しやすい薬剤は、投与前に以前、副作用やアレルギー反応を起こしたことがあるかどうかをしっかりと確認しましょう。

主な副作用症状は、発熱や発汗、薬疹、呼吸抑制、消化管症状など。アレルギー反応の主な症状としては、アナフィラキシーショック（p.73参照）やじんま疹などの即時性のものと、再生不良性貧血などの血液疾患や肝・腎障害といった遅延性のものがあるので覚えておくとよいでしょう。

監修：道又元裕

参考文献
［P.122-125　薬の遮光］
荒井有美：臨床で使える「くすり学」、ナース専科、p.8-47、29（12）、2009.

Part 6

注射・輸液

で聞かれる質問はコレ！

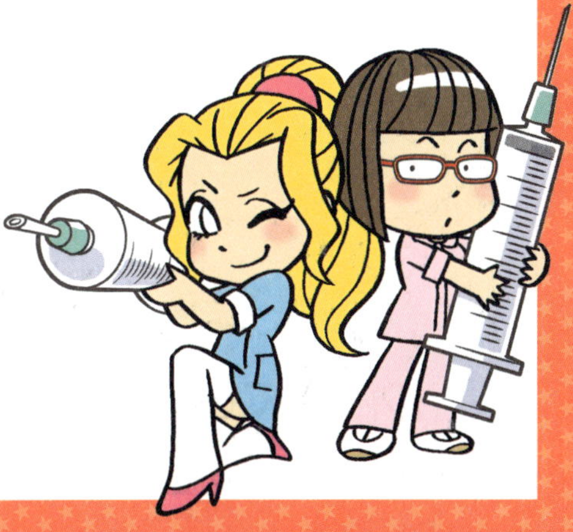

Part 6　注射・輸液

初めての注射におびえる　の巻

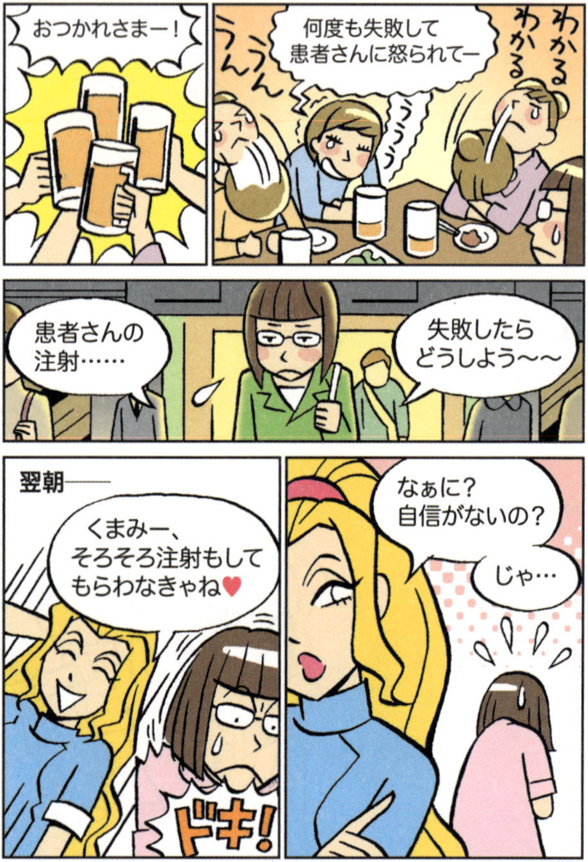

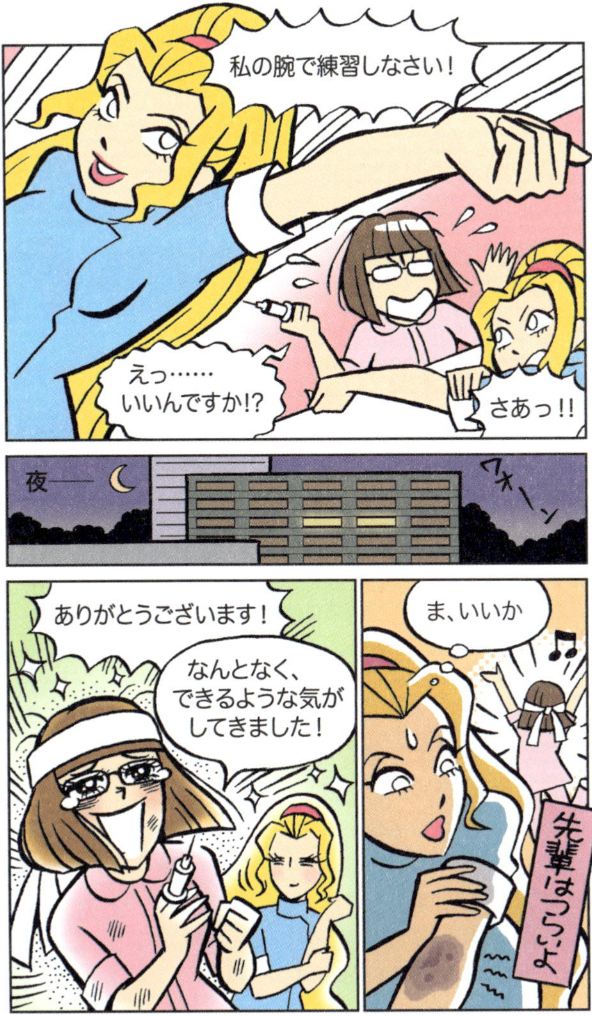
私の腕で練習しなさい！
えっ…… いいんですか!?
さあっ!!
夜――
ワオーン
ありがとうございます！
なんとなく、できるような気がしてきました！
ま、いいか
先輩はつらいよ

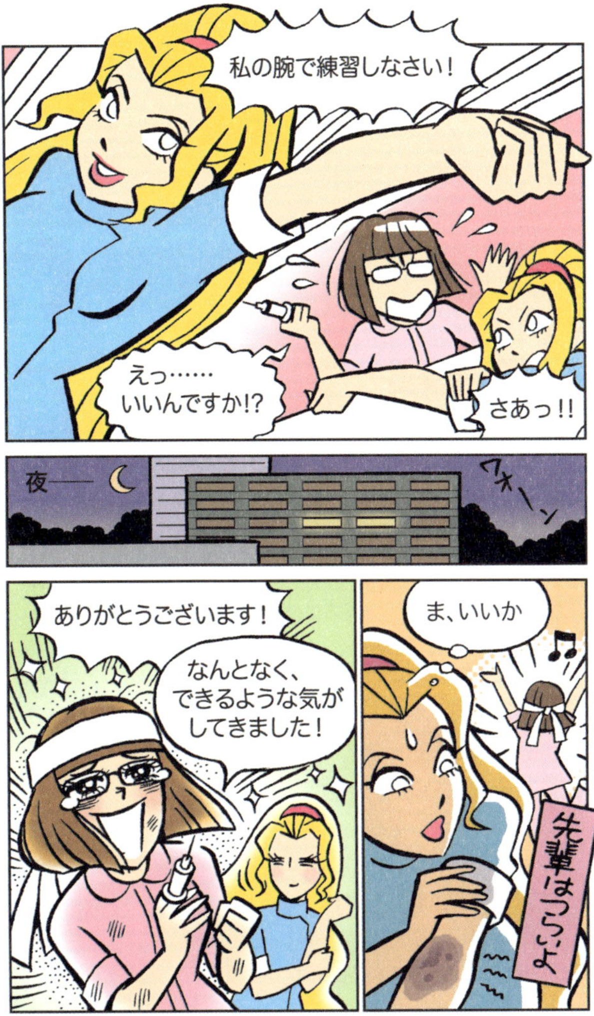

Question 037

先輩bさんが
新人時代に
された質問よ！

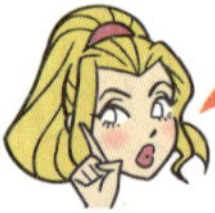

筋肉注射後は穿刺部を揉むけれど皮内注射でしないのはなぜかしら？

揉む必要がないからです。

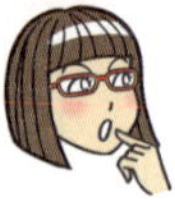

これが答えよ！

皮内注射の目的である注射部局所の反応をみるには、薬剤を吸収させないほうがいいからよ！

皮内注射は、ツベルクリン反応やアレルゲンの特定など、注射部局所の皮膚の反応をみるために行われるもの。マッサージすると、薬剤の吸収が早まり、薬剤を注入した部位が広がって、正しい反応がみられなくなる可能性があるわ。だから皮内注射のときは、マッサージしてはダメよ。

解説するわ！

注射後にマッサージをするワケ、しないワケ

筋肉注射の後に穿刺部位をマッサージするのは、薬剤の吸収を助けるために有効とされているからです。また、皮下注射でも薬剤吸収促進のためにマッサージを行うことが多いですが、薬効を持続させたいワクチンやインスリンなどの薬剤では行いません。もちろん静脈注射では直接静脈に入れるので、行いません。

知っておいて！

各注射の特徴

	静脈注射	筋肉注射	皮下注射	皮内注射
薬剤の吸収速度	速い ←――――――――――――――――→ 遅い			
適用される薬剤	鎮痛剤や制吐剤、利尿剤ほか即効性を得たい薬剤	鎮痛剤やホルモン剤ほか。粘稠性、油性、懸濁液、刺激の強い薬剤など	ワクチン、インスリンなど非粘稠性、刺激の低い薬剤など	ツベルクリン製剤、各種アレルゲン製剤
投与量	20mℓ以下	5mℓ以下	0.1〜2mℓ	0.02〜0.1mℓ
注射針のゲージ	20〜23G	21〜23G	22〜25G	26〜27G
穿刺部位	表在性の静脈血管	筋層の厚い中臀筋、上腕三角筋	真皮と筋層の間の皮下組織	表皮と真皮の間
刺入角度	刺入角度は10〜20°	刺入角度は45〜90°	刺入角度は10〜30°	刺入角度は限りなく0°に近い
刺入前後の手技	注射後はマッサージせず、圧迫止血する。	痛みが強いので、すばやく穿刺し、ゆっくり注入。注射後はマッサージする（一部の薬剤を除く）。	皮膚をつまんで皮下組織を集めてから刺入。注射後はマッサージする（一部の薬剤を除く）。	皮膚をすくうように刺入。注射後はマッサージせず、軽く押さえて止血する。

監修：道又元裕

Question
038

ローズさんが新人時代にされた質問よ！

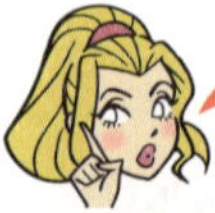

静脈路を確保するとき、
どこの血管を選ぶかしら？

上肢の橈側皮静脈です。

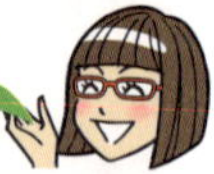

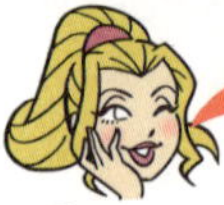

手背や下肢の静脈ではいけないの？

これが答えよ！

太くて血流量の多い肘部の静脈を選択して！

輸液を行う際には、上肢（前腕）の表在性の末梢静脈である橈側皮静脈か尺側皮静脈が多いけれど、肘正中皮静脈を選択する場合もあるわ。これらの静脈は、太くて弾力があり、血流量が豊富なためよ。下肢での静脈留置は、上肢での穿刺が困難な場合で、手背は避けるのよ。

解説するわ！

静脈路の部位の選び方

前腕の橈側皮静脈か尺側皮静脈を選択した場合、患者さんが不便でないように、できるだけ効き腕とは反対の腕で、穿刺部は関節を避け、固定しやすい部位を選びます。

肘正中皮静脈に留置する場合には、上肢の可動を制限しないように、針の先端が屈曲する関節部にあたるのを避けます。

下肢の静脈が優先されないのは、静脈留置をすると歩行に支障をきたし、さらに固定が不安定になることで、静脈炎や血栓症を招きやすいからです。また、手背は穿刺時の疼痛が強く、患者さんの動作の妨げにもなるため優先されません。

知っておいて！

静脈の名称と位置

上肢･下肢の解剖を理解して、適切な穿刺部位を選択しましょう。

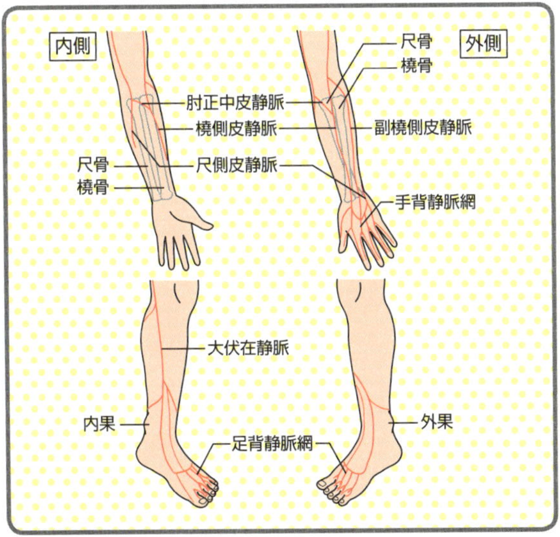

執筆・監修：露木菜緒

Question
039

★さんが
新人時代に
された質問よ！

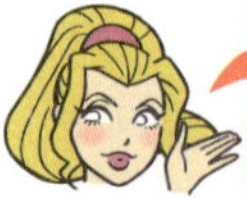

電解質輸液には１号液、２号液、
３号液、４号液ってあるけど、
この違いと使い分けはわかる？

確かナトリウム濃度による
違いじゃないかと…。

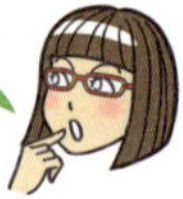

これが答えよ！

ナトリウム濃度によって使い分けるのよ！

電解質輸液はナトリウム濃度によって、○号液という呼び方をするの。例えば、0.9％生理食塩水１に対して5％ブドウ糖液をどれくらい混ぜたかによって、１号から４号というように分類されているのよ。便宜上、基本輸液（生理食塩水）を「０号液」と呼べば（普通は呼ばないけど）、わかりやすいわね。

基本輸液は、0.9％生理食塩水とリンゲル液で、通常は細胞外液の補充に用いられるわ。１号輸液は開始液ともいわれ、病態不明時の水・電解質の補給に。２号液は細胞内に多い電解質を含むので、脱水補給液として。３号液は維持液ともいわれ、１日に必要な水・電解質の補給に。そして、４号液は術後の回復液として使われているのよ。

解説するわ！

電解質輸液の分類

0号液は、電解質の浸透圧が体液とほぼ同じであるため、血管内に投与した輸液は細胞内へは移動しないで、細胞外（血漿、組織間）に分布して細胞外液量を増やします。つまり、血管内や組織間に水分・電解質の補給ができるということです。

1～4号液は、体液より電解質濃度が低い輸液で、「低張複合電解質液」と呼ばれます。番号が大きくなるに従って、電解質濃度が低く調合されています。実際にはブドウ糖を配合して浸透圧を等張していますが、ブドウ糖は代謝されると水になるので、結果的に体液により浸透圧の低い液になります。そのため、低張複合電解質液は、細胞内液を含む身体全体に水分を補給することができます。

電解質輸液の分類

電解質輸液	
基本輸液（0号液：等張性電解質液：細胞外液補充液）	低張複合電解質液
生理食塩水 リンゲル液 乳酸リンゲル液（ハルトマン液） 酢酸リンゲル液 重炭酸リンゲル液	1号液（開始液） 2号液（脱水補給液） 3号液（維持液） 4号液（術後回復液）

電解質輸液の種類と特徴

基本輸液（0 号液：等張性電解質液）

<table>
<tr><th colspan="2">種類</th><th>主な製品</th><th>Na^+(mEq/ℓ)</th><th>Cl^-(mEq/ℓ)</th></tr>
<tr><td colspan="2">0.9% 生理食塩水</td><td>—</td><td>154</td><td>154</td></tr>
<tr><td colspan="5">ナトリウムとクロールの単一溶液で、細胞外液と浸透圧が等しい食塩水。電解質異常がみられるときの応急の輸液剤として使用するほか、多くの薬剤と混注が可能なため、薬剤の溶解液に用いられる。</td></tr>
<tr><td rowspan="4">リンゲル液</td><td rowspan="2">乳酸
リンゲル液</td><td>ラクテック注</td><td>130</td><td>109</td></tr>
<tr><td colspan="3">乳酸は肝臓で代謝され、重炭酸イオンに変換されて代謝性アシドーシスの進行を抑制する。分解は肝臓の代謝速度に反映する。</td></tr>
<tr><td rowspan="2">酢酸
リンゲル液</td><td>ヴィーン
F 輸液</td><td>130</td><td>109</td></tr>
<tr><td colspan="3">酢酸は肝臓に限らず、ほとんど全ての臓器で速やかに代謝されて重炭酸イオンに変換されるため、肝機能低下やショックなどの病態で多く用いられる。</td></tr>
<tr><td colspan="5">細胞外液と似た電解質組成の輸液製剤（0号液）で、生理食塩水にカリウムやカルシウムを加えたもの。一般には、乳酸や酢酸などを加えて クロールイオン量を抑えている。通常は、細胞外液の補充に用いられる。臨床では、術中、術直後、ショック時の細胞外液補充に最も優先される輸液製剤。</td></tr>
</table>

___はp.184〜の用字用語集で解説しています。

低張複合電解質液

<table>
<tr><th>種類</th><th>主な製品</th><th>Na^+(mEq／ℓ)</th><th>K^+(mEq／ℓ)</th></tr>
<tr><td rowspan="2">1 号液（開始液）</td><td>ソリタ -T1 号輸液</td><td>90</td><td>—</td></tr>
<tr><td>KN1 号輸液</td><td>77</td><td>—</td></tr>
<tr><td colspan="4">カリウムを含まない輸液のため、高カリウム血症が否定できない場合に用いられる。病態が不明で、腎機能も十分に評価できないときに、利尿がつくまで 1 号液を用い、利尿がついてから目的に合わせて輸液製剤を変更するときなどに用いられる。</td></tr>
<tr><td rowspan="2">2 号液（脱水補給液）</td><td>ソリタ -T2 号輸液</td><td>84</td><td>20</td></tr>
<tr><td>KN2 号輸液</td><td>60</td><td>25</td></tr>
<tr><td colspan="4">脱水の治療では使いやすいと言われている。細胞内に多い電解質（K^+・Mg^{2+}・P）を含むのが特徴。利尿がついたあとの低カリウム血症や、細胞内電解質が不足する脱水に用いられる。</td></tr>
<tr><td rowspan="4">3 号液（維持液）</td><td>ソリタ -T3 号輸液</td><td>35</td><td>20</td></tr>
<tr><td>KN3 号輸液</td><td>50</td><td>20</td></tr>
<tr><td>フィジオゾール 3 号輸液</td><td>35</td><td>20</td></tr>
<tr><td>EL-3 号輸液</td><td>40</td><td>35</td></tr>
<tr><td colspan="4">1 日に必要な水・電解質の補給として、「維持液、維持輸液」などと呼ばれる、臨床で最も繁用される輸液。通常の状態で、必要とされる電解質をバランスよく含む製剤。食事が摂取できない場合の維持輸液に用いられる。3 号液は基本的に、尿など体が排出するような水分の組成に合わせて調合されている。</td></tr>
<tr><td rowspan="2">4 号液（術後回復液）</td><td>ソリタ -T4 号輸液</td><td>30</td><td>—</td></tr>
<tr><td>KN4 号輸液</td><td>30</td><td>—</td></tr>
<tr><td colspan="4">電解質濃度が低く、細胞内への水補給効果が大きい輸液製剤。自由水が多く、カリウムを含まない輸液。腎機能の未熟な新生児や、腎機能が低下している高齢者、術後早期の患者さんに用いられる。</td></tr>
</table>

輸液製剤は、実際には糖や Ca や Mg など、他の成分の配合度が製品ごとに細かく異なっている

執筆・監修：道又元裕

Question 040

マリにゃんさんが新人時代にされた質問よ！

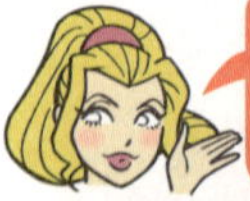

点滴の滴下数の計算式をいえるかしら？

点滴したい量と、輸液セットの滴下量を…えーと…。

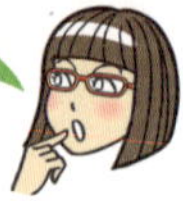

これが答えよ！

1分間の滴下数の計算式を覚えておいて！

まずは「1分間の滴下数」の計算式が、すぐに思い浮かぶように、しっかり頭に入れておくことよ！

滴下数の計算式

1分間の滴下数 ＝ 単位時間に点滴したい量（mℓ） ÷ 単位時間（分） × 輸液セットの滴下量（1mℓ≒20滴など）

解説するわ！

計算式を使った練習問題

Q:「1mℓ≒20滴の点滴セットを用いて、1時間に100mℓ点滴したい」というときの1分間の滴下数は？

1時間に輸液したい量（mℓ）÷60（分）×20（輸液セットの滴下量）=100÷60×20=33.3滴　A:約33滴（1分間）

執筆・監修：露木菜緒

Question 041

先輩Cさんが新人時代にされた質問よ！

輸液ポンプとシリンジポンプの違いって何かしら？

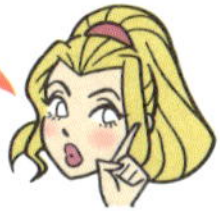

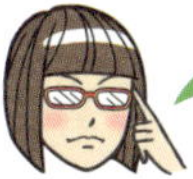

シリンジポンプのほうが、投与量が少ないです。

違いは投与量だけではないわよ！

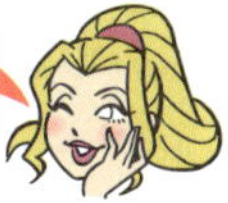

これが答えよ！

流量精度と総投与量で選択するのよ！

輸液ポンプとシリンジポンプは、一般的には流量精度（誤差精度）と、総投与量によって選択するのよ。JIS規格では、輸液ポンプの流量精度は±10%以内、シリンジポンプは±5%以内と決められているの。それに、シリンジポンプは、最大50mℓまでしか投与できないけれど、輸液ポンプは50mℓ以上の投与が可能よ。

少量の注入誤差でも影響を及ぼすような薬剤は、シリンジポンプの適応になるわ。

解説するわ！

どちらのポンプも正確な取り扱いが重要

輸液ポンプには、流量制御型と滴下数制御型があり、流量制御型では、送り出す流量が一定になるように、ポンプの速度が制御されています。しかも、専用の輸液セットを用いないと、正確な流量を得られません。一方、滴下数制御型では、プローブにより滴下数を監視し、投与量を制御しているので、輸液セットの滴下数（20滴/mℓ or 60滴/mℓ）を正しく入力しないと、正確な滴下数を得ることができません。

輸液ポンプでは、チューブの同じ部位を長時間ポンプにセットしていると、駆動部による圧迫でチューブが摩耗、変形してしまい、流量が減少します。1日に1回はチューブのセット位置を変えましょう。

シリンジポンプは、シリンジや内筒がきちんとはまっているか確認しましょう。しっかり固定されていない、あるいは外れてしまうと、サイフォニング現象という、患者さんとの落差で、薬液が過剰投与されることがあります。シリンジポンプで投与されている薬剤は、少量でも大きな影響を与えることが多いので、固定の確認は重要です。

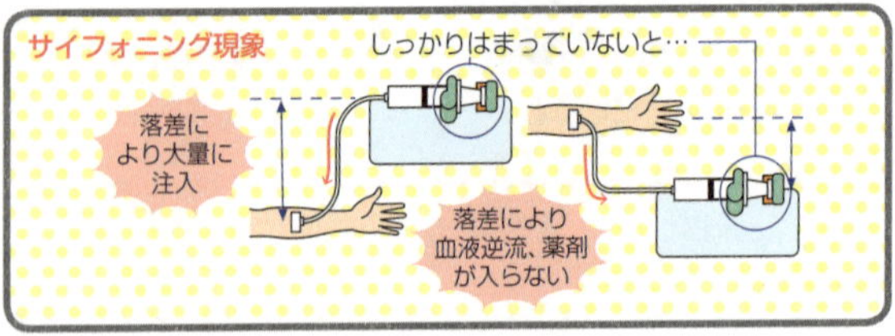
しっかりはまっていないと…
落差により大量に注入
落差により血液逆流、薬剤が入らない
サイフォニング現象

知っておいて！

輸液ポンプ・シリンジポンプの主なアラーム

輸液ポンプの主なアラーム	
気泡アラーム	チューブの中に気泡が入ってきたことを検出。
閉塞アラーム	患者さんの点滴漏れ、針先の詰まりや、チューブの屈曲、クレンメ・三方活栓の開け忘れによりチューブ内の圧力が上がったことを検出。
ドアアラーム	ドアが開いたことを検出。
バッテリアラーム	バッテリで動作中に、バッテリの残量が少なくなったことを検出。
完了アラーム※	予定していた輸液が完了したことを知らせる。エラーではない。

シリンジポンプの主なアラーム	
閉塞アラーム	患者さんの点滴漏れ、針先の詰まりや、チューブの屈曲、クレンメ・三方活栓の開け忘れによりチューブ内の圧力が上がったことを検出。ただし、流量が少ない場合にはアラームが鳴るまで時間がかかる。
残量アラーム	シリンジ中の薬液が少なくなったことを検出。
押し子外れアラーム	シリンジの押し子がポンプから外れていることを検出。
バッテリアラーム	バッテリで動作中に、バッテリの残量が少なくなったことを検出。

※完了アラーム後、極少量の輸液を維持し輸液管理の確認を行うKVO機能がある

執筆・監修：露木菜緒

Question 042

先輩dさんが新人時代にされた質問よ！

三方活栓を接続するとき、気をつけることはなに？

薬剤が漏れないように、しっかり接続することです。

これが答えよ！

三方活栓の向きを常に確認することよ！

　三方活栓は、接続方法を間違えると、薬剤が投与されなかったり、接続時に薬剤が流出してしまったりするから、十分な注意が必要ね。三方活栓の側管に薬剤を接続するときは「OFF」にして、つなげてから開通させる方向に、三方活栓を調節すること。そうすれば、接続時に薬剤が流出することはないわよ。

解説するわ！

三方活栓の構造

　三方活栓はその名の通り、3方向に薬剤が流れるようになり、メインの主管とその横から接続できる側管に分かれています。三方活栓の側管に薬剤を接続するときは「OFF」にして接続し、つなげてから開通させる方向に三方活栓を調節すると、接続時に薬剤が流出しません。

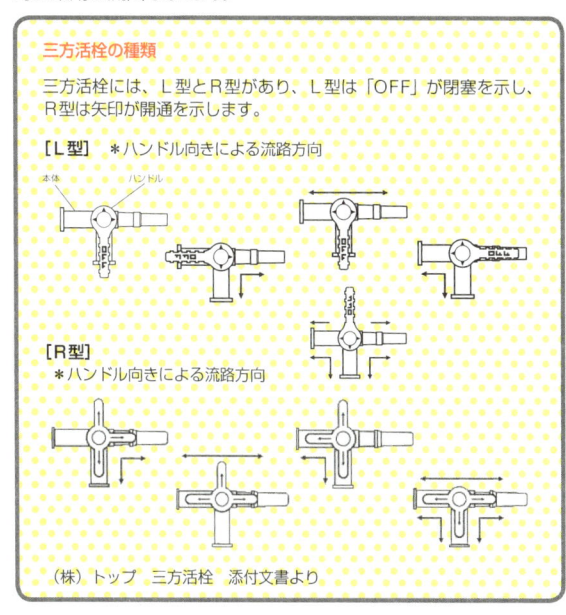

三方活栓の種類

三方活栓には、L型とR型があり、L型は「OFF」が閉塞を示し、R型は矢印が開通を示します。

［L型］　＊ハンドル向きによる流路方向

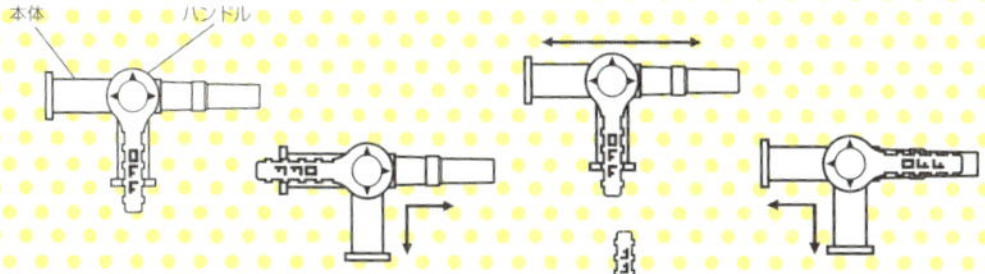

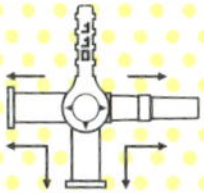

［R型］
＊ハンドル向きによる流路方向

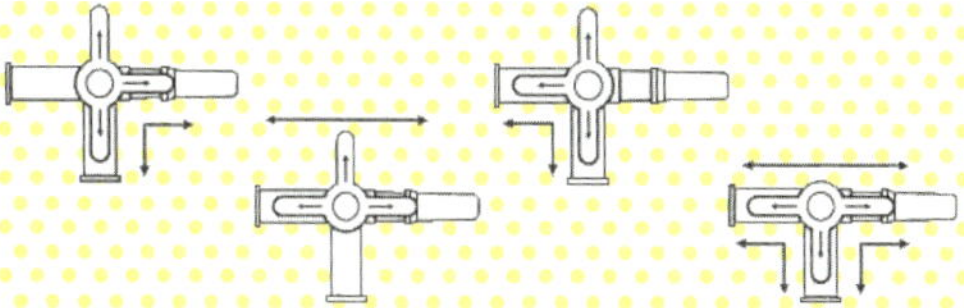

（株）トップ　三方活栓　添付文書より

三方活栓の取り扱い

三方活栓からの薬剤投与の前後には、必ず接続口をアルコール綿で消毒します。三方活栓のキャップは、一度外したら、新しいものに毎回交換します。最近は三方活栓も、クローズドシステムを用いたものが出ていますが、この場合も接続部は消毒します。なお、三方活栓の使用は、感染の原因になるため、必要最小限に抑える必要があります。

執筆・監修：露木菜緒

参考文献

[p.136-137　注射の手技]

(1) 宮坂勝之：点滴・注射の ABC、照林社、2005.

(2) 道又元裕、谷井千鶴子：かんたんマスター注射・輸液、照林社、2008.

[p.140-143　電解質輸液]

(3) 岡元和文：輸液管理とケア Q&A、総合医学社、2007.

(4) 五関謹秀、飯野靖彦：ナースに必要な輸液の知識、へるす出版、1999.

Part 7

心電図・人工呼吸器

で聞かれる質問はコレ！

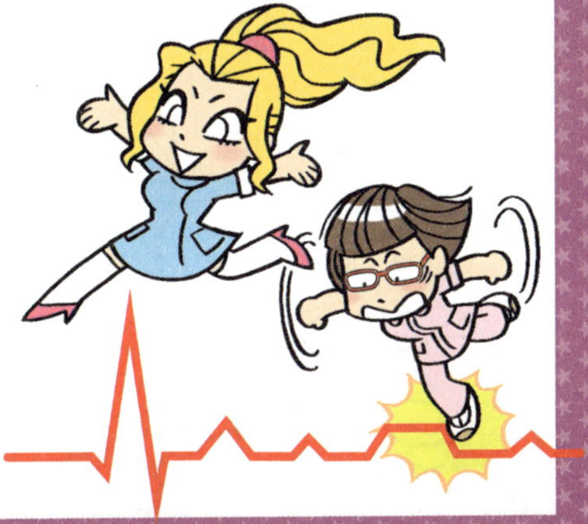

Part 7　心電図・人工呼吸器

アラーム対応で成長がわかる　の巻

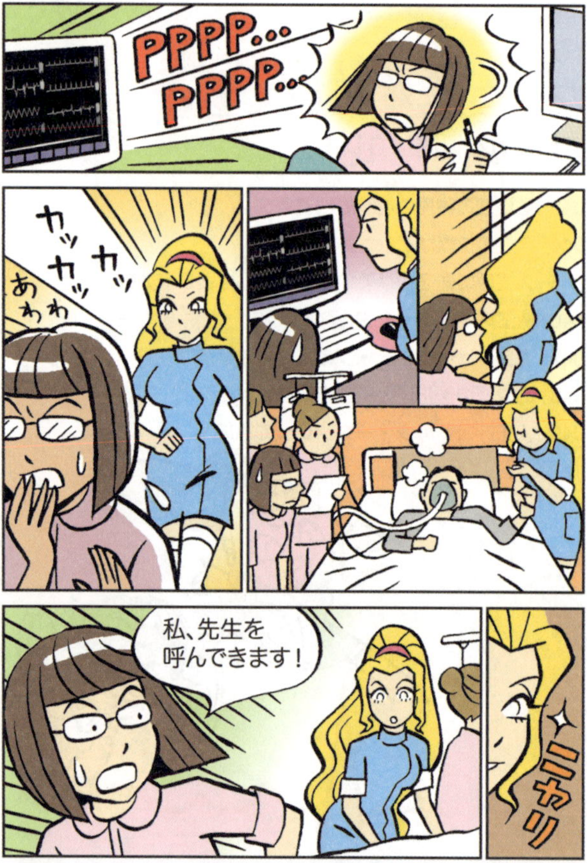

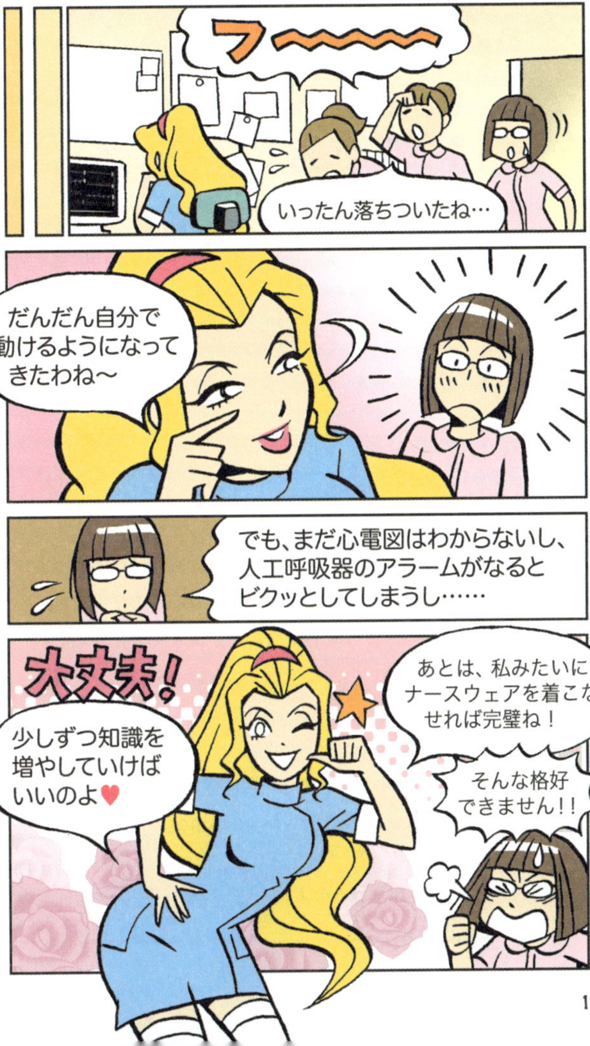
フ〜〜〜
いったん落ちついたね…
だんだん自分で動けるようになってきたわね〜
でも、まだ心電図はわからないし、人工呼吸器のアラームがなるとビクッとしてしまうし……
大丈夫!
少しずつ知識を増やしていけばいいのよ♥
あとは、私みたいにナースウェアを着こなせれば完璧ね！
そんな格好できません!!

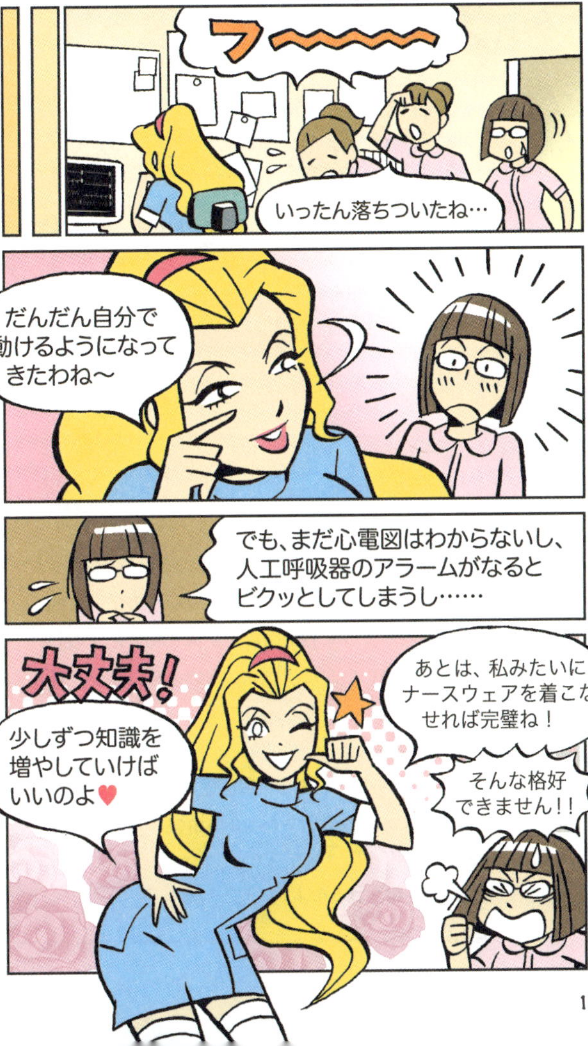

Question 043

Gさんが新人時代にされた質問よ！

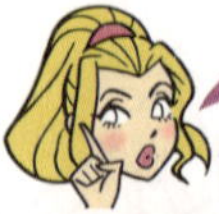

電極の位置がなんでそこについているかわかる？

ここに貼るように教わりました！

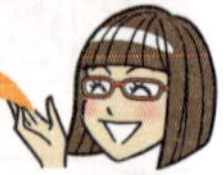

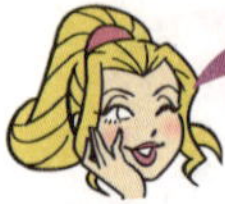

それではなんの根拠もないでしょ？

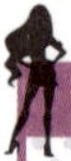

これが答えよ！

3点誘導なら心臓を挟むようにつけるからこの位置なのよ！

3点誘導なら心臓を挟むようにつけるからこの位置なのよ！モニター心電図は3点の双極胸部誘導で行うのが一般的で、電極の貼付部位によって心電図波形が大きく変化するわ。患者さんの何をみたいかによって、電極の貼付部位を考えることが必要よ！

モニター心電図は、

- 心筋梗塞、狭心症などの急性冠症候群（ACS:acute coronary syndrome）の鑑別
- 不整脈の鑑別

などのために使用されるのよ。

知っておいて！

狭心症など虚血性心疾患の場合

狭心症など、虚血性心疾患によるST変化は、V5に現れやすい特徴があります。

モニター誘導でV5の波形を見るためにはMCL5、CM5、CC5などが有効です。

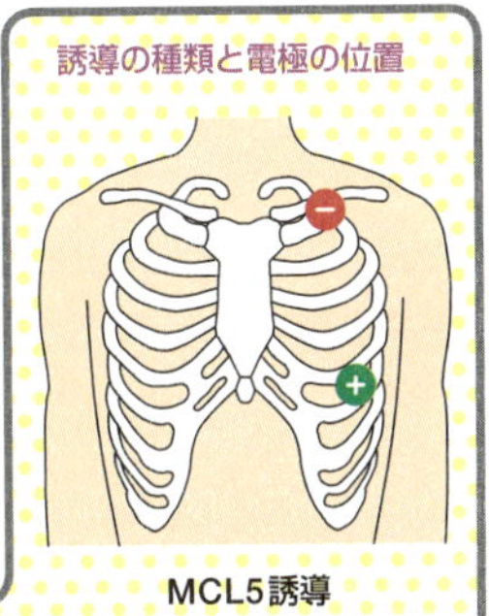

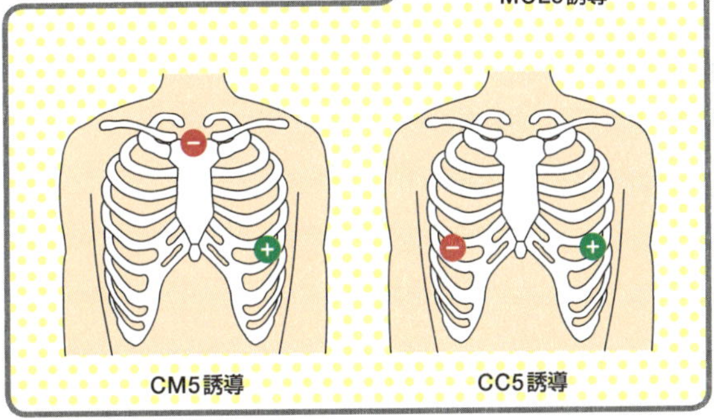

不整脈の場合

不整脈の鑑別にはP波が明瞭でQRS波が胸部誘導に類似する必要があります。

そのため、CC5、CM5、

そのほか、NASAといった誘導が有効です。

これらは基線の動揺や筋電図が混入しにくい波形でもあります。

不整脈の判定で、特に脚ブロックや心室期外収縮の起源の判定にはV1波形が観察しやすいMCL1誘導が有効です。

Ⅱ誘導は、標準の誘導で、最も一般に用いられています。心臓を下から眺めている誘導であるため、全壁や側壁に虚血を有する場合には、この誘導では変化が捉え難くなります。

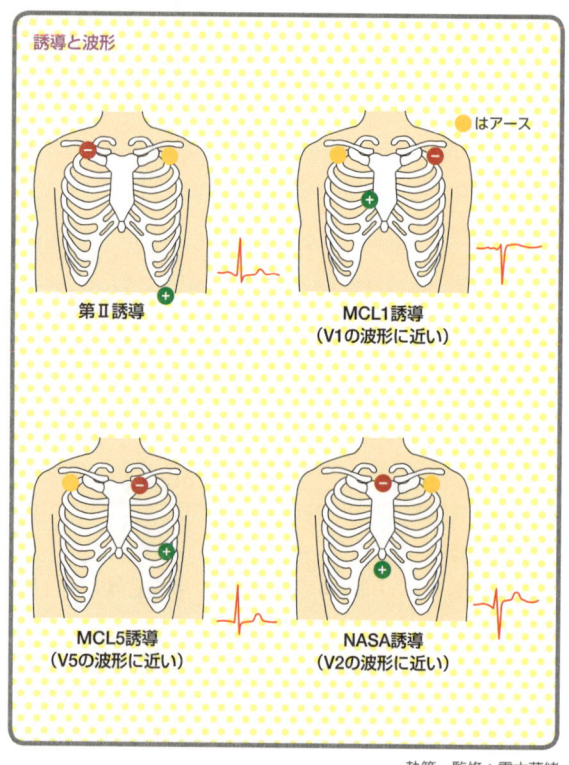

誘導と波形

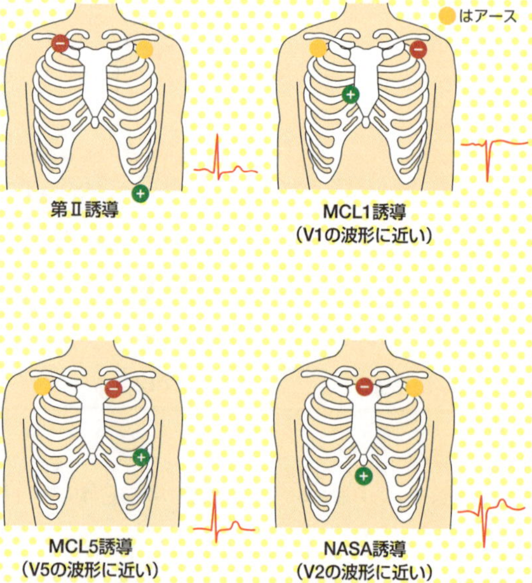

執筆・監修：露木菜緒

＿＿はp.184～の用字用語集で解説しています。

Question 044

先輩eさんが新人時代にされた質問よ！

モニター心電図をみて、どれがP波かわかる？

QRS波の前にある山のような波ですよね…。

じゃあ、P波の正常波形の幅と高さは？

これが答えよ！

P波の正常波形は、幅2.75mm未満、高さ2.5mm未満の陽性となっているわ。

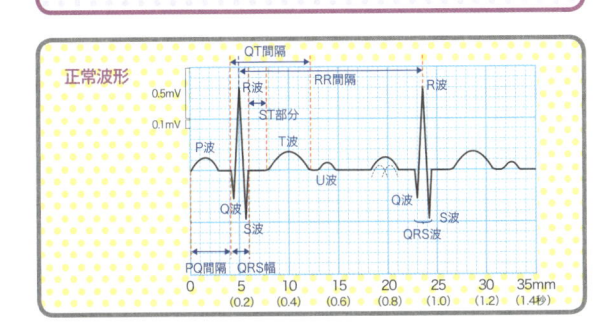

正常波形

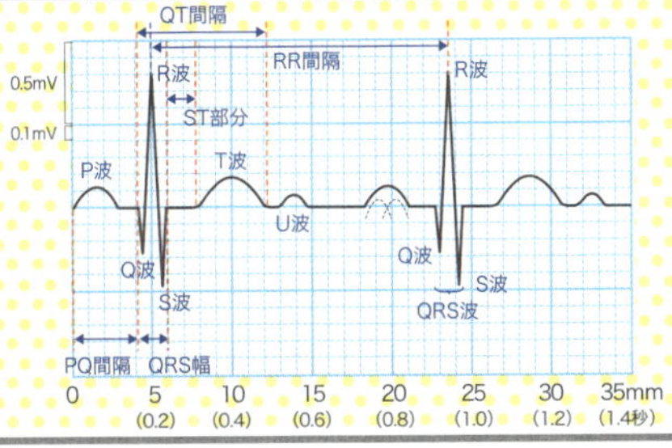

知っておいて！

波形の特徴と観察のポイント

心電図の波形は、心筋の動きを表しているため重要です。心電図の正常波形と波形の名称は覚えておきましょう。

正常な波形と値

P波	幅	～2.75mm（0.11秒）未満
	高さ	～2.5mm（0.22mV）未満
QRS波	幅	2.5mm（0.10秒）以下
T波	形	左右対称
PQ間隔（時間）		3～5mm（0.12～0.20秒）
RR間隔		15～25mm（3～5マス）
QT間隔（時間）		0.36～0.44秒　※補正QT時間（QTc時間）

※補正QT時間＝実測QT時間（秒）/√RR間隔（秒）

●P波

・P波がある場合は、向きとその高さ、幅に注目し、正常値と比較する

・P波がない、またはQRS波に埋もれている場合は不整脈と判断できる

●QRS波

・Q波：心室の興奮が始まる地点。P波の次にある最初の下向きの波形

・R波：心室が最も収縮している地点。上向きの波形

・S波：心室の興奮が終わる地点。2度目以降の下向きの波

●T波

・興奮した心臓が元に戻る様子を表わす上向きの波形。
下向きは異常、心肥大や心筋虚血が疑われる

●PQ間隔

・房室結節、ヒス束を経て、電気信号が心房から心室へ伝わるまでの時間を表わす
・P波の始まりからQ波の始まりまでの時間
・PQ間隔が0.2秒以上になるとⅠ度房室ブロックとなる

●RR間隔

・心拍が1回にかかる時間　・RR間隔が短いと頻脈、長いと徐脈
・R波から次のR波までの間隔で、調律（リズム）ともいう
・RR間隔が短すぎる・長すぎる、また一定でなければ不整脈と判断できる

●QT間隔（時間）

・心室の興奮がはじまり収縮し、元に戻るまでの時間を表わす
・QRS波の始まりからT波の終わりの部分までの時間
・QT間隔の延長、短縮ともに異常であり、原因は電解質異常が多く、QT延長症候群は生命にかかわる

●心拍数（HR）

・心臓が1分間に収縮する回数
・1分間に現れるQRS波の数ということから、下記の計算式から求められる　※記録紙の1分（60秒）は1,500mm

$$HR = 1500(mm) \div RR間隔(mm)$$

・心臓が動いているかどうかを示す値なので、必ず確認する
・心拍数から不整脈（徐脈・頻脈）を判断できる　※不整脈が出ると、心拍数＝脈拍数ではなくなる

監修：道又元裕

Question 045

先輩fさんが新人時代にされた質問よ！

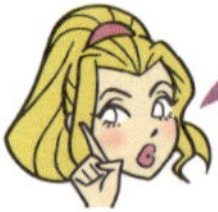

人工呼吸器をつけている患者さんに対しての必要な観察ってなに？

患者さんが苦しくないかとか…、胸の音とか…ですか？

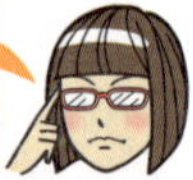

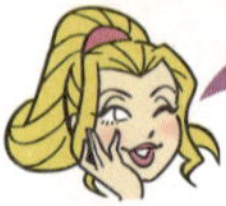

それだけ？　もっとあるわよ。

これが答えよ！

患者さんの意識レベル、自覚症状、呼吸補助筋の活動の有無、胸郭の動き、副雑音の聴取を確認して、ガス交換の是非をみるのよ。

人工呼吸器管理を開始したときは、必ず患者さんの側にいて状態を観察し、設定の妥当性を評価するのよ。患者さんが人工呼吸器をつけた最初は、設定でうまくいかないこともあるので、何度か調整が必要になることもあるわ。

また患者さんの状態が変われば、その都度設定も変更して、その都度患者さんの状態と設定の妥当性と評価を繰り返し行うことが大切よ。

解説するわ！

1）問診

患者の意識レベル、鎮静レベル、自覚症状を確認する。

● 人工呼吸管理中には鎮静剤を用いる場合が多く、

・意識レベル（JCS、GCS）　・RASS

など鎮静スケールを用いて鎮静レベルも確認する。

● 自覚症状としては、

・呼吸苦　・息が吸いにくい　・息が呼出しづらいなどないか

・体位・姿勢がつらくないか　・呼吸しづらい姿勢ではないか

・疼痛はないか　・精神的なストレスはないか

・不快な環境はないか

などを確認する。

2）視診

呼吸補助筋の活動の有無を確認する、吸気時に、斜角筋や胸鎖乳突筋、僧帽筋などの内肋間筋や腹筋などの呼吸補助筋を使っていないか確認する。

● 呼吸補助筋の使用は、

・横隔膜の動きが弱い　・努力呼吸が必要な状態

ということになる。したがって、

・努力呼吸の有無　・苦痛様顔貌　・呼吸数の増加

なども確認する。

3）触診、聴診、打診

触診、聴診、打診によってそれぞれ以下のことを確認する。

● 胸部の触診

・胸郭の動き　・左右差　・リズム　・パターン

などを確認する。

● 聴診

・副雑音の聴取　・呼吸音の消失がないか

などを確認する。

● 打診

・濁音　・鼓音

など含気量の違いを確認する。

4）モニタリングの確認

ガス交換の是非を客観的に評価する。

● パルスオキシメータ、カプノメータを用いて、ガス交換の是非を客観的に評価する。

最近は…!

　グラフィックモニタが人工呼吸器には標準装備となってきているので、グラフィックモニタの変化から分泌物の貯留や肺の弾性など多くの情報を得られます。

執筆・監修：露木菜緒

Question 046

先輩gさんが新人時代にされた質問よ！

人工呼吸器のPEEPって、何かわかる？

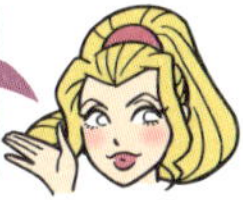

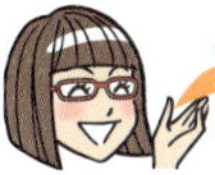

呼気終末陽圧のことです。

それって、どういうことかわかっているの？

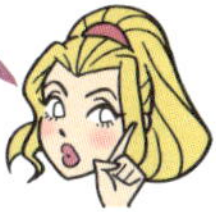

これが答えよ！

PEEP（Positive end-expiratory Pressure）とは、呼気終末陽圧のこと。呼気の気道内圧がゼロにならないように呼吸の最後に一定の圧（陽圧）をかけることよ。

呼気にPEEP

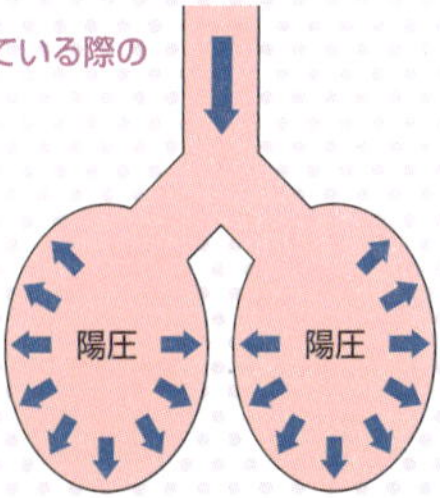

PEEP がかかっている際の肺胞の様子

解説するわ！

PEEPとは……？

PEEPは肺の空気が完全に抜ける直前（呼気終末）で呼気弁を早めに閉じ、わずかな陽圧を維持して、つぶれやすい肺胞がつぶれないように少し膨らんだ状態を保つために使用します。

グラフィックモニタでは、PEEPがかかっていれば、PEEP分、ベースラインが上昇します。

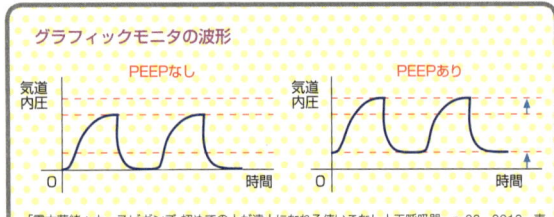

グラフィックモニタの波形

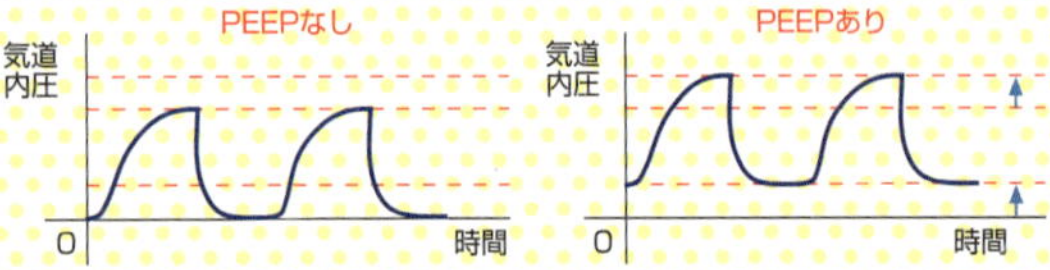

「露木菜緒：ナースビギンズ 初めての人が達人になれる使いこなし人工呼吸器、p.38、2012、南江堂」より許諾を得て改変し転載．

PEEP のケアに関する注意点

PEEPがかかっている患者さんの回路は開放しないこと。閉鎖式気管吸引などの交換でやむなく開放するときは、回路の開放時間はできる限り短くすること！

その理由は、回路を開放することによってPEEPが解除され、肺胞が虚脱してしまうためです。そうなると酸素化が悪くなって、SpO_2が低下してしまいます。生体情報モニタ（パルスオキシメータ）で、SpO_2の変化をしっかりチェックしましょう。

知っておいて！

PEEPのメリットはこれよ！

1. 肺の虚脱を防ぐ（肺胞がつぶれるのを防ぐ）
2. 虚脱した肺胞を広げる（つぶれた肺胞を広げる）
3. 肺容量が増え、機能的残気量（FRC）が増加し、酸素化能を改善する
4. 同じ1回換気量でも、呼吸仕事量が減少する（肺胞が広がりやすい）
5. 肺水腫を軽減する（気道内圧が上昇し、胸腔内圧が上昇するため、肺への血流が減る）

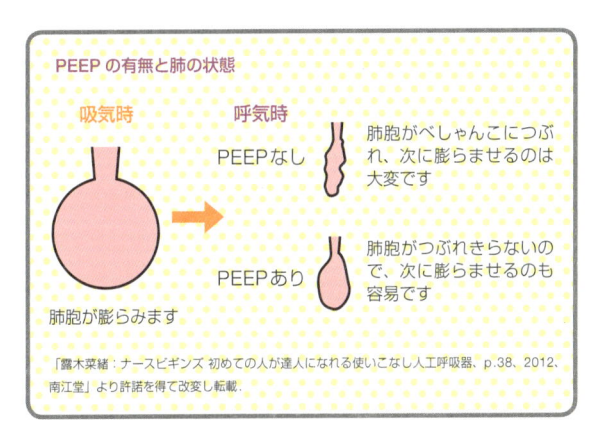

PEEP の有無と肺の状態

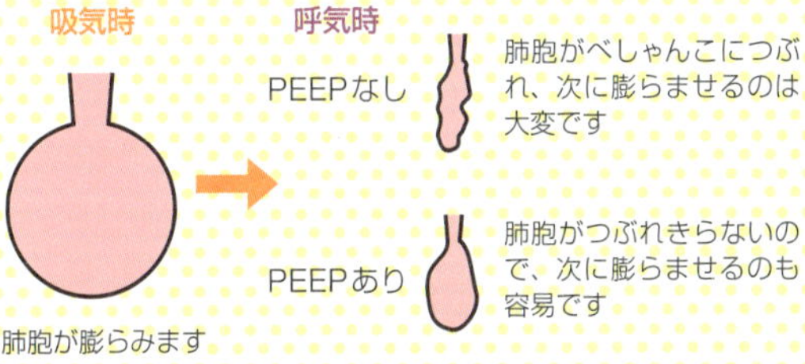
吸気時
呼気時
PEEPなし
肺胞がぺしゃんこにつぶれ、次に膨らませるのは大変です
PEEPあり
肺胞がつぶれきらないので、次に膨らませるのも容易です
肺胞が膨らみます

「露木菜緒：ナースビギンズ 初めての人が達人になれる使いこなし人工呼吸器、p.38、2012、南江堂」より許諾を得て改変し転載．

執筆・監修：露木菜緒

Question 047

先輩hさんが新人時代にされた質問よ！

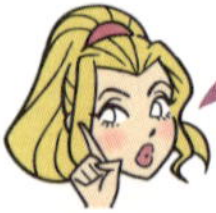

気管チューブのテープを固定するときの注意点は？

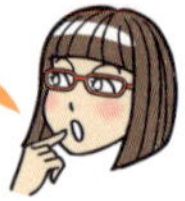

チューブが抜けないようにすることですか？

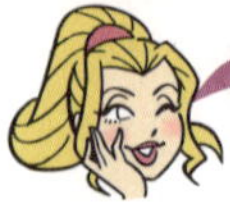

それだけなの？　位置も大事よ！

これが答えよ！

チューブが抜けないようにしっかり固定することと、口角の位置に合わせることが大切よ。

気管チューブのテープを固定するには、テープを固定する手順を守ること。そして固定する位置に充分な注意をはらうことが大切よ！

知っておいて！

テープ固定手順

手順1　口角の位置を確認する

手順2　テープを張る

手順3　バイトブロックの挿入

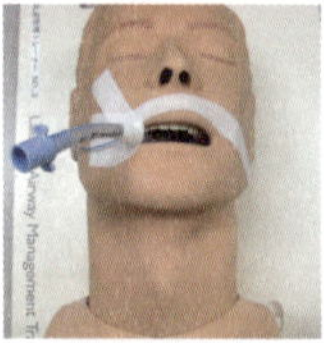

テープ固定手順の位置と注意点

手順1　口角の位置を確認する

・口角の位置をしっかりと確認し、ずれていないかしっかりチェックする。

このとき、長さを目盛りで確認することを忘れないで！

↓

手順2　テープを張る

・固定テープの切れ込みの端が気管チューブと密着するように貼り、動きの少ない上顎から上部のテープを貼る。
・気管チューブの根元を二重に巻き、テープの先端は上向きに貼付する。

カフのチューブは、歯やバイトブロックに接触すると損傷して、そこからカフ漏れを起こす場合があるため、接触しないように！

↓

手順3　バイトブロックの挿入

・患者さんがチューブを噛んでしまうときは、バイトブロックを挿入する。

・バイトブロックはチューブの咬合を防止する目的であり、チューブと一緒に巻きつける。
・部分的に歯がない、鎮静が深く刺激してもチューブを噛まないときは、バイドブロックは極力使用しないほうが良い。

執筆・監修：露木菜緒

Question 048

先輩iさんが新人時代にされた質問よ！

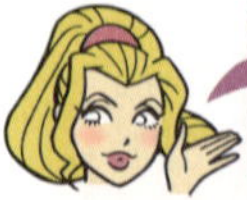

カフ圧の適正圧と調整方法はわかる？

………、20～30です。
それを維持することですよね。

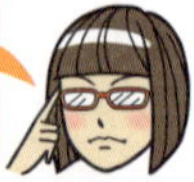

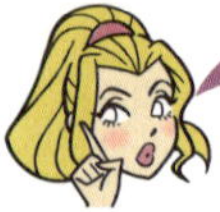

なんでその圧なのか、その圧にするための調整方法はわかる？

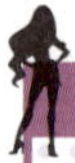

これが答えよ！

人工気道チューブのカフは、
- **気管壁の高圧外傷予防のために ＝30cmH_2O以下**
- **VAP（人工呼吸器関連肺炎）予防のために ＝20cmH_2O以上**

に常時維持することが推奨されているのよ。

カフは経時的に脱気するから、間欠的カフ圧調整方法では、4～8時間ごとに調整が必要よ！

カフ圧を調整するときも脱気するから、カフ圧調整時に脱気を少なくするために、カフ圧計を接続する前にカフ圧内の圧を30cmH_2O程度に上昇させておくことが大事よ。

解説するわ！

調整手順

手順1　カフ圧計に三方活栓・延長チューブを接続し、5～10mℓのシリンジに空気を入れ、三方活栓の側管に接続します。

↓

手順2　三方活栓は患者さん側を閉じたままパイロットバルブとカフ圧計を接続します。

↓

手順3　カフ圧計の内圧を30cmH_2O程度にあげてから、三方活栓を全方向に開きます。

↓

手順4　カフ圧計の目盛りをみながら30cmH_2O程度になるまでシリンジで空気を入れます。

↓

手順5　再び三方活栓の患者側を閉じ、パイロットバルブをはずします。

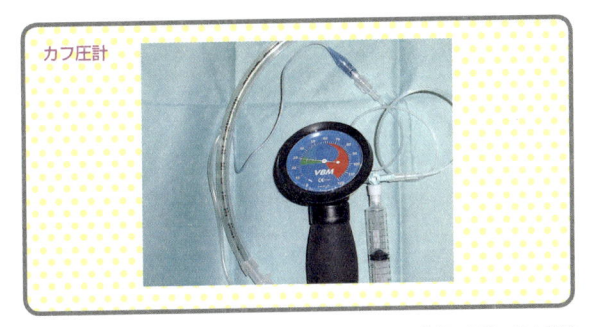

カフ圧計

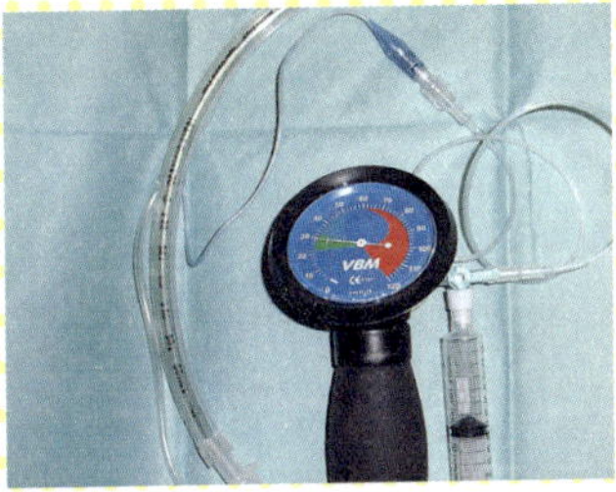

執筆・監修：露木菜緒

Question 049

せみさんが新人時代にされた質問よ！

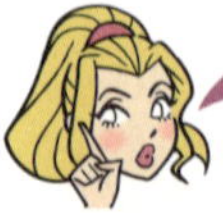

人工呼吸器のウィーニングについて説明してみて。

人工呼吸器管理中の患者さんが自分で呼吸できるようにしていくことです。

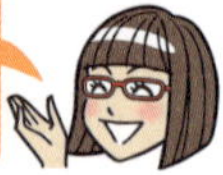

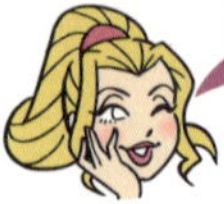

じゃあ、ウィーニングを開始するときの患者さんの状態は？

これが答えよ！

ウィーニングを開始するためには、患者さんの状態が安定し、鎮静していることが前提よ。

ウィーニングとは、人工呼吸器を装着している患者さんが、人工呼吸器に頼らずに、自分自身で呼吸できるようになるまでの過程のこと。

- 酸素化が保たれているか？
- 換気が維持できているか？
- 代謝性アシドーシスが改善しているか？
- 循環動態が安定しているか？

などをチェックしておいてね。

知っておいて！

人工呼吸サポートから離脱する３つの方法

1. SIMV：人工呼吸器のSIMVモードを使用し、段階的に強制換気を減らしていく方法
2. PSV：人工呼吸器のPSV機能を利用し、段階的にPSレベルを減らしていく方法
3. SBT：患者さんを一定時間、自発呼吸状態(TピースやCPAP)におき、徐々に離脱を図る方法

人工気道からの離脱ポイントと注意

人工気道からの離脱を行うためには、まずは気道の評価が必要になります。

喉頭浮腫、肉芽、声帯異常、舌根沈下などの因子は、人工呼吸器のサポートが不必要になり抜管できても、再挿管にいたる要因となります。

気道の評価と注意

気道の評価には、カフリークテストがあります。気管チューブのカフを抜き、エアーリークがあることを確認します。

エアーリークが認められない場合は、声門浮腫などの気道狭窄が疑われます。しかし、「リークあり」は「安全」とは限りません。

執筆・監修：露木菜緒

SAKURAの Step Up Lesson

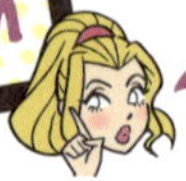
新人にはちょっと
ハイレベルかしら。
でも知っておくと
役立つケアを教えるわ!

知っておきたいキーワード

気管挿管に必要な物品と手順

挿管に必要な物品

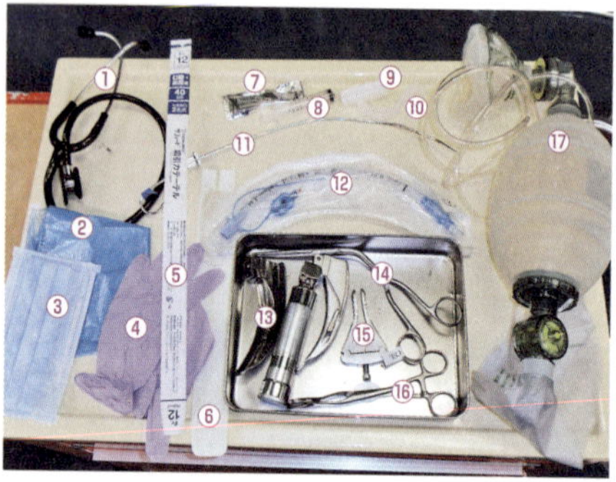

①聴診器　②ビニールエプロン　③マスク　④手袋　⑤口腔用吸引チューブ　⑥固定用テープ　⑦ゼリー　⑧カフ用注射器　⑨バイトブロック　⑩口腔エアウェイ　⑪スタイレット　⑫気管チューブ(男性：8.0mm、女性：7.0mm)　⑬喉頭鏡(ブレードはNo3、No4)　⑭マギール鉗子　⑮開口器　⑯舌鉗子　⑰バックバルブマスク（BVM)

気管挿入の手順

手順1　気管挿管前の準備 → 手順2　挿管介助 → 手順3　気管挿管の確認(食道挿管の否定) → 手順4　気管チューブを固定する

具体的な手順

手順1　気管挿管前の準備

1. 鎮静剤の使用を確認し準備をする
2. 人工呼吸器を準備し、人工呼吸器設定を確認後、作動
3. スニッフィング・ポジション(suniffing position)にする
4. BVMで十分に酸素化をする
5. 口内分泌物の吸引、入れ歯の確認をする

↓

手順2　挿管介助

1. 声をかけ、肩を叩き覚醒しなければOK。
2. 喉頭鏡を渡す
3. チューブを渡す
   ※気管挿管中はSpO_2を声に出して伝える。
   ※SpO_2が低下した場合、または気管挿管に30秒以上を要する場合、一度BVM換気に戻し、十分に換気をしてから、再度気管挿管を試みる。
4. スタイレットを抜く
5. カフに空気を入れる
6. BVMを接続し換気する。

↓

手順3　気管挿管の確認（食道挿管の否定）＝医師が確認するが、看護師も確認する。

1. 心窩部の聴診で胃内への送気音がない。(胃のごぼごぼ音がない)
2. 胸郭の動きの左右差がない。
3. 左右前胸部・側胸部の聴診で左右差がない。再度心窩部の聴診で胃内への送気音がない。(5点聴取を必ず行う)

2と3は同時に行う。

※心肺蘇生中の気管挿管時は、ここで胸骨圧迫(心臓マッサージ)を再開する

4. 気管チューブ内に呼気によるくもりがある
5. リザーバーが膨らんで100％酸素がつながっている
6. （EDDまたは/かつEtCO_2モニターを使用して2次確認をする）

※1と3で胃内への送気音が確認できたら直ちに抜管し、マスク換気に戻る

※1〜3まで、換気者は聴診する人の動きをよく見て、聴診器を当てたタイミングに合わせて胸郭が挙上するくらいの換気量でバッグを押す。

※片肺挿管のときは胸郭の動き、聴診に左右差が出現するため、その時は左右差が消失する位置まで気管チューブを抜き、位置を調節する。

※挿管後のCPRは非同期で実施（心臓マッサージは連続的に100回/分以上、人工呼吸を6〜8回/分で実施）

↓

手順4　気管チューブを固定する

↓

手順5　人工呼吸器を装着する

執筆・監修：露木菜緒

参考文献

［p.160-162　人工呼吸器装着患者さんの観察］
小谷透：人工呼吸管理中の日々のアセスメント、重症集中ケア、10（1）、p.40-45、2011.

［p.163-165　PEEPとは］
露木菜緒：ナースビギンズ 初めての人が達人になれる使いこなし人工呼吸器、p.38、南江堂、2012.

［p.170-171　人工呼吸器のウィーニング］
露木菜緒：ナースビギンズ 初めての人が達人になれる使いこなし人工呼吸器、p.38、南江堂、2012.

Epilogue

SAKURA 最後の教え

DB1　新人が持っておきたい7つ道具

DB2　毎日を元気に過ごす方法

DB3　患者さんとのかかわり方

DB4　医師・スタッフとのかかわり方

――SAKURAの秘蔵「全国看護師調査データベース」より――

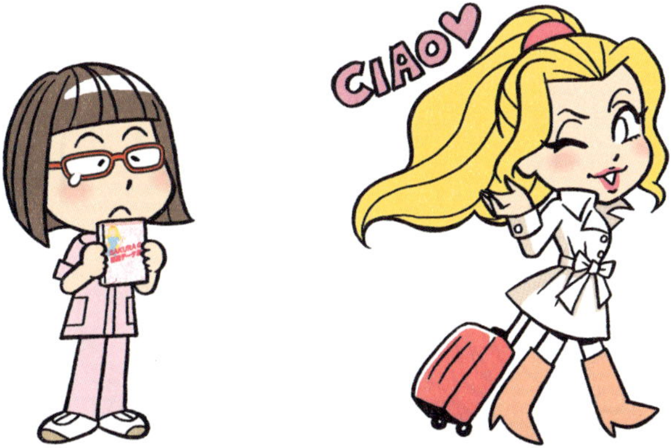

Epilogue　SAKURA 最後の教え

困ったときは先輩に聞け！　の巻

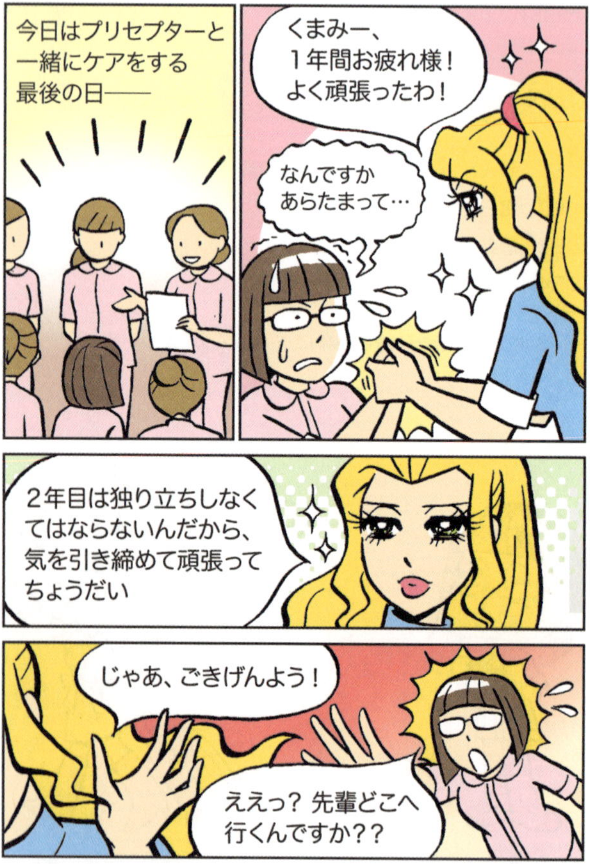
今日はプリセプターと
一緒にケアをする
最後の日――
くまみー、
１年間お疲れ様！
よく頑張ったわ！
なんですか
あらたまって…
２年目は独り立ちしなく
てはならないんだから、
気を引き締めて頑張って
ちょうだい
じゃあ、ごきげんよう！
ええっ？ 先輩どこへ
行くんですか？？

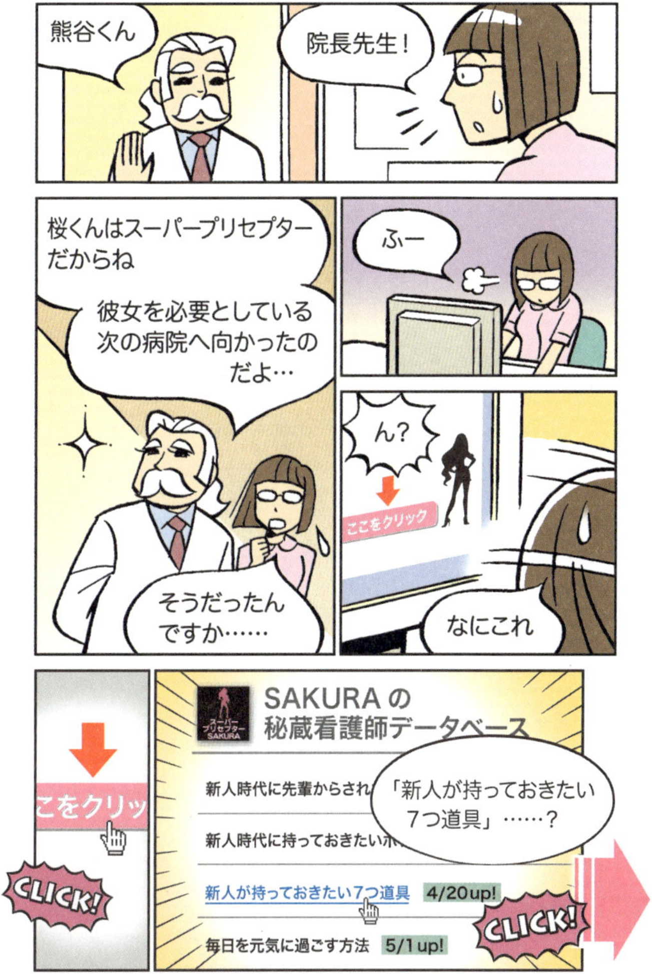
熊谷くん
院長先生！
桜くんはスーパープリセプターだからね
彼女を必要としている次の病院へ向かったのだよ…
そうだったんですか……
ふー
ん？
ここをクリック
なにこれ
ここをクリッ
CLICK!
スーパープリセプター SAKURA
SAKURAの秘蔵看護師データベース
新人時代に先輩からされ
新人時代に持っておきたいホ
新人が持っておきたい7つ道具 4/20up!
毎日を元気に過ごす方法 5/1up!
「新人が持っておきたい7つ道具」……？
CLICK!

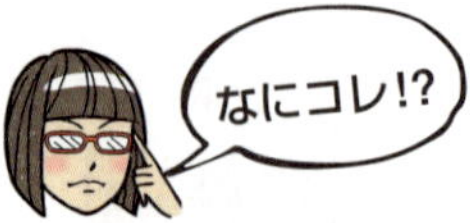

＊この記事は、「ナース専科コミュニティ」サイト上で2012年12月～2013年4月に行った「みんなの声」へ投稿いただいたコメントを基に作成しています。

SAKURA DB 1 全国看護師調査データベースより 新人が持っておきたい7つ道具

☑ ボールペン	紙カルテの場合は、「3～4色あると便利かな」（ももはなさん）
☑ 油性マジック	輸液バッグなどに患者さんの氏名を書いたりするのに使用する油性マジックは、「ポケットの汚染防止のためにノック式を選んで」（ぴあのさん）
☑ メモ帳	ポケットサイズのメモ帳はあると便利です。業務内容や調べたことを書いていました（ローズさん）
☑ ペンライト	急変の時や夜勤の時に懐中電灯変わりに役立ちます（先輩さん）
☑ ナースウォッチ	慣れない中、時間配分を考えるためにたびたび見ていました（hanazome さん）
☑ 印鑑	普通の大きさと訂正印がセットになった印鑑。これは必須（先輩さん）
☑ ハサミ	ストラップ付きなど、ポケットから離れないもの。病室などにハサミを置き忘れないようにするためです（タケさん）
☑ そのほか	足音がうるさくないシューズ（ぴぃさん）
	タイマー付きの電卓。1つ2役で便利。（花ちゃんさん）
	着圧ソックスは、今も手放せません。夏でもはいてます。（リンダマンさん）

①ボールペン、②油性マジック、③メモ帳、④ペンライト、⑤ナースウォッチ、⑥印鑑、⑦ハサミ、以上を新人必携7つ道具に選定！

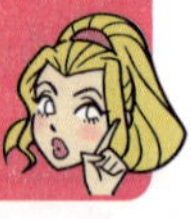

SAKURA DB 2

全国看護師調査データベースより

毎日を元気に過ごす方法

✓ ストレス発散	職場の同期とおしゃべり。休みの日は友人と会うなど予定を入れて、それを楽しみにしてがんばる！（えりさん）
	特につらいと思った勤務のあとに、コンビニのデザートを食べます。甘いものに癒されます。（ひつじ姫さん）
	休みに皇居ラン。つらい時は泣きながらでもとにかく走る（笑）。（kuma ちゃんさん）
	サウナに入ってガッツリ汗をかく‼（先輩さん）
	家庭菜園。特に雑草取りをするのが 1 番のストレス解消。無心になれます。（ぶたえさん）
	通勤の車の中で歌いまくる。（ふーこさん）
✓ 体力キープ	栄養とって睡眠とること～！　無理したらモロに体調に影響が出る（泣）。（まむちゃんさん）
	十分な睡眠、体力維持・腰痛防止のために毎日腕立て 30 回、腹筋、背筋を実行しています。後は、年に 1 回くらいの海外旅行を励みにしていま～す。（Sophy さん）
	規則正しい生活を送る。（tea さん）
✓ 気分をアゲる	きちんとメイク！　気持ちも引き締まります。（えりこんさん）
	恋をたくさんすることです。（MRI さん）
	何事もプラス思考で行く‼　すべては今後の自分の成長のためになると思い込むのが、元気をキープできる秘訣‼（みーちゃんさん）

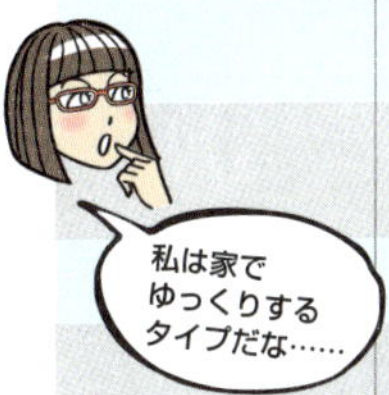

規則正しい生活を心がけて、睡眠と栄養をたっぷり取ること、そして自分なりのストレス解消法を見つけることが大切よ。

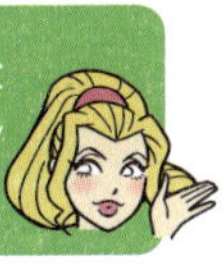

SAKURA DB 3

全国看護師調査データベースより

患者さんとのかかわり方

いきなり親しげに話すのはダメ。特に業務に慣れ始めた時に注意が必要です。（先輩さん）

新人ナースの売りは若さ、元気さだと思う。**ハキハキと丁寧に接する**と好印象ですよ。（ひなこさん）

あなたと話がしたいという態度で話をしないと本当のことを聞かせてもらうことは難しいと思います。（snoopy さん）

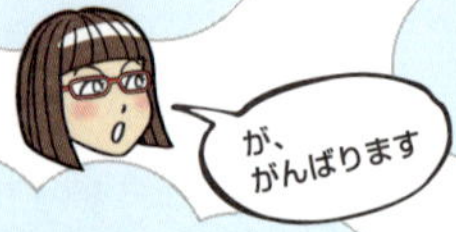

敬語や尊敬語を使っても、態度が悪ければ何の意味もありません。タメ口でも態度はきちんとしていれば、良い関係は作れます。（ぽっぽさん）

言葉使い、話し方、声のトーン、態度、表情を考えながら接してください。患者さん、**家族には、すぐにその日の気分が伝わりますから。**患者さんに気を遣わせてはいけません。（のらりくらりさん）

ほとんどの患者さんが自分よりも年齢が上です。看護師は身の回りの世話もしているのだから立場が患者さんよりも上という、態度や言葉遣いが無意識にでてしまう人がいます。信頼関係を築き、**安全・安心に入院生活を送っていただく上で何が大切か忘れない**ようにしてほしい。（りこりこさん）

新人は何もできなくても、笑顔で患者さんの話を真摯に聞いて。（みんみんさん）

基本的には、患者さんを尊重する気持ちで接してほしい、ということね。社会人としてのマナーや自覚も忘れないで！

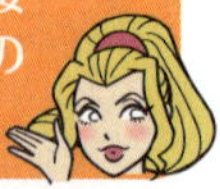

SAKURA DB 4 全国看護師調査データベースより

医師・スタッフとのかかわり方

詰所や廊下で、**職員同士があだ名で呼ぶのはダメ。**あくまでも、仕事中である事を忘れずに。（ごまだんごさん）

チームで働いているので円滑に気持ち良く働けるよう、**最低限の気遣いは必要**です。（匿名さん）

コミュニケーションは大事。より良いチームワークを築くには大切なこと。（匿名さん）

医者に対しては緊張ばかりするのもどうかと思いますが、やはり**尊敬の態度は必要**だと。対人関係の基本は患者さんであれ、同僚であれ、医者であれ変わらないと思います。（CRZ-8 さん）

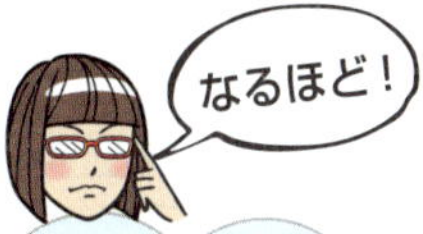

疲れていても笑顔で。やる気がないと思われちゃいますよ。（匿名さん）

仕事は仲間がいてこそできるものです。**より良い人間関係作りは、患者さんや家族へより良い看護を提供することにつながります。**（Love care さん）

医師は忙しいので、最初は直接話さず、聞きたいことがあればリーダーに相談してからにした方が良いです。（匿名さん）

必要以上に固くならなくてもいいの。でも仕事はチームワークで行うものだから、相手への気遣いが大切ってことよ。

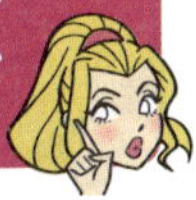

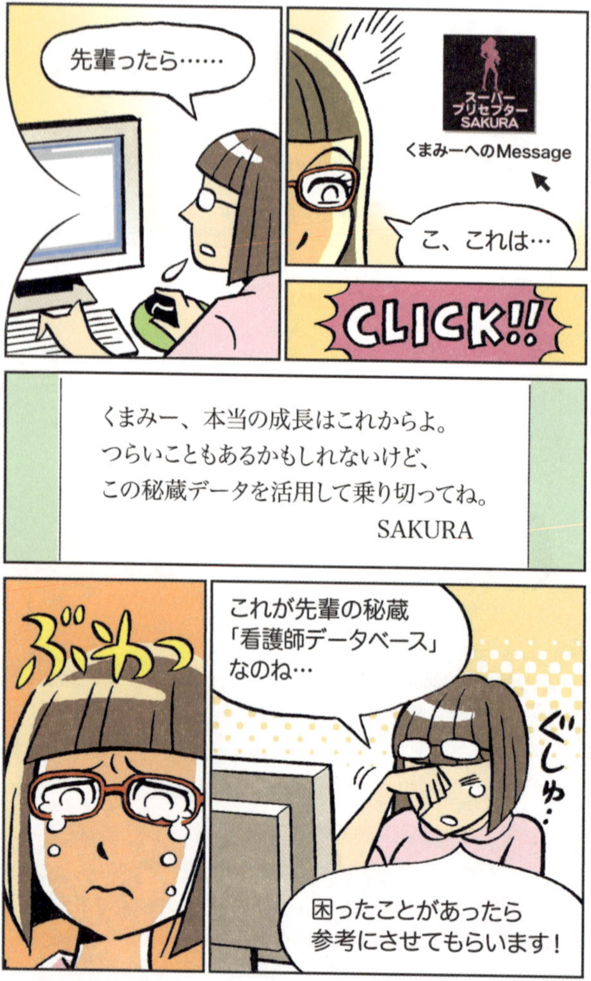
先輩ったら……
スーパープリセプターSAKURA
くまみーへのMessage
こ、これは…
CLICK!!
くまみー、本当の成長はこれからよ。
つらいこともあるかもしれないけど、
この秘蔵データを活用して乗り切ってね。
SAKURA
ぶわっ
これが先輩の秘蔵「看護師データベース」なのね…
ぐしゅ…
困ったことがあったら参考にさせてもらいます！

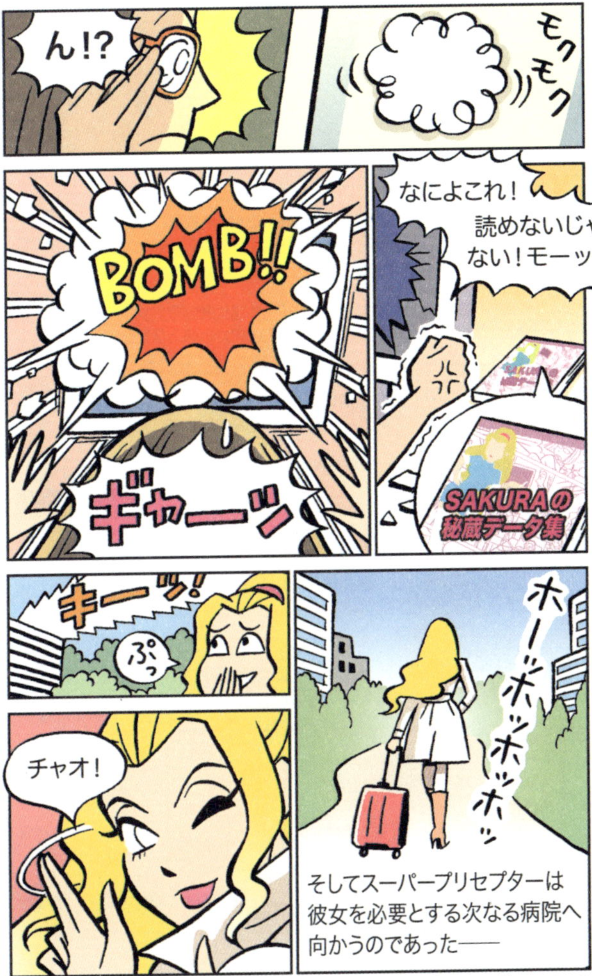

To be continued…?

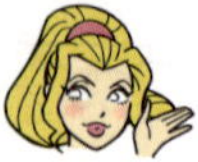

用字用語集

C

CO_2ナルコーシス

動脈血の二酸化炭素濃度（$PaCO_2$）が著しく上昇し、中枢神経や呼吸中枢が抑制され、意識障害や頭痛、ふるえなどを起こす病態。肺のガス交換処理能力以上にCO_2が産生され、過剰に蓄積されることで起こる。

COPD（閉塞性肺疾患）

タバコなどの有毒な粒子やガスの吸引で、末梢気道に慢性の炎症が起こり、気流が制限されて肺胞の弾力性がなくなり、ガス交換が障害される疾患。

J

JIS規格

日本工業規格のことで、工業標準化法に基づき制定される国家規格。規格を統一することで、品質の改善、生産能力の向上などを図る。

あ

アライメント

コンピュータ用語、車用語など、分野によって意味は異なるが、医学的には「本来あるべき構造」という意味で、体軸、配列などを表す。

アルブミン

血漿タンパク質の約6割を占めるタンパク質の一つ。血液中の膠質浸透圧の維持のほかに、アミノ酸、脂肪酸などの栄養素や、その他物質を運搬する働きをしている。

う

ウィンスロー孔

肝臓と十二指腸間膜の後ろ側で網嚢腔（大網と小網によって形成される腹部の空間）の入り口部分。

か

潰瘍性大腸炎

大腸の粘膜にびらんや潰瘍ができる大腸の炎症性疾患。厚生労働省の特定疾患（難病）に指定されている。

き

気管支鏡

気管や気管支内腔の観察や生検などの診断を行うための医療機器。気管支ファイバースコープなどがある。ステント挿入などにも利用される。

逆行性経肝胆道ドレナージ

外科的に胆道から肝臓・皮膚を貫通させてチューブを挿入し、胆汁の排液を行う。

脚ブロック

心電図異常の一つの状態。右脚または左脚の伝導が障害されている状態。QRS波に異常が出る。

く

グラム陰性桿菌

グラム染色によって赤く染まり、形状が棍棒状のものをいう。

グラム陽性球菌

グラム染色により紫に染まり、形状が丸いものをいう。

クロールイオン

電解質成分の一つで、血液中の陰イオンの約70%を占める。血液の浸透圧やpHの維持に重要な役割を担う。

グロブリン

血漿タンパク質の約60%がアルブミンで、約40%がグロブリン。水に溶けず、希酸・希アルカリまたは中性の塩基に溶け、これらの成分を全身に運ぶ。免疫機能にかかわる。

こ

高カリウム血症

血液中のカリウム濃度が5.5mEq/ℓ以上の状態。カリウム濃度が高くなると、細胞の働きが低下し、悪心や嘔吐、しびれ感、不整脈などの症状が現れる。

膠原病

全身の臓器に共通して存在する結合組織に変化が起こる疾患の総称。関節リウマチ、全身性エリテマトーデス、全身性強皮症などがある。

膠質浸透圧

血管内の高濃度の血漿タンパク質が、間質液から毛細血管壁を透過して低分子の塩分、電解質、水などを血管内に吸引すること。毛細血管の再吸収機能の役割を担う。

高二酸化炭素血症

高炭酸ガス血症とも呼ばれ、動脈血の二酸化炭素濃度($PaCO_2$)が著しく上昇した状態。$PaCO_2$値が5〜10Torrで手のぬくもり、10〜15Torrで発汗、30Torr以上で頭痛や昏睡などの症状が出る。

抗利尿ホルモン不適合分泌症候群（SIADH）

尿量を抑える抗利尿ホルモン（ADH）が過剰に分泌され、体内に水分が貯留した状態。同時に血液中のナトリウムが不足し、脳浮腫やけいれん、意識障害を起こすともある。

呼吸補助筋

呼吸をするときに使う筋肉の総称が呼吸筋で、そのうち、腹横筋や内肋間筋、腹直筋、外（内）腹斜筋などが呼吸補助筋肉といわれる。

さ

酸

水素イオンを放出できる物質と定義されている。体内ではCO_2も酸として扱われるが、それはCO_2が水の中に入るとH_2OのOと結びつき、HCO_3^-とH^+となるからである。

酸塩基平衡

生体において、複雑な生化学的反応を一定に保つために働いている、血液・体液の水素イオン濃度（pH）の調節状態を表す。

し

死戦期呼吸

心肺停止直後に起こる呼吸の状態。あえぎ呼吸ともいう。喘鳴音を伴い、正常な呼吸に比べると吸う時間と吐く時間の比率が異なる。

シバリング

筋肉を振るえさせることで、体内で熱を産生させる反応。皮膚の血管を収縮させたり、甲状腺ホルモンの分泌などの反応を起こしても、熱が産生されない場合の最終手段。

消化管症状

食道や胃、腸に起こる胃痛、下痢、胸やけ、慢性腹痛などの症状で、がんなどに起因するものでない症状。検査しても原因が見当たらないことも多い。

心室期外収縮

不整脈の一つで、高齢者に多くみられ、ストレスやカフェインの過剰摂取でもなるが、心臓疾患に起因する場合は非常に危険な場合がある。

す

スニッフィング・ポジション

仰臥位にして頭の下にタオルなどを入れ、顎を突き出させた姿勢。声門部がみえやすくなり、気管挿管しやすくなる。

た

ダグラス窩

直腸と子宮の間のくぼんだ部分のこと。女性にしか存在しない。

つ

ツルゴール

皮膚が緊張している状態のことで、「皮膚緊張度」ともいう。皮膚をつまみ、周辺の皮膚に戻るまでの速度を計り、その時間が長い場合は、「ツルゴール低下」として、脱水状態にあると判断する。

て

低カリウム血症

血液中のカリウム濃度が3.5mEq/ℓ以下に低下した状態。脱力感や筋力低下、悪心や嘔吐、便秘、多尿や多飲などの腎臓の症状が現れる。

低酸素血症

動脈血液中の酸素が不足した状態で、PaO_2値が60～40Torrで呼吸困難、心悸亢進、40～20Torrで精神症状、チアノーゼ、20Torr以下で徐脈や昏睡の症状が現れる。

テタニー

血液中のカルシウムやマグネシウムが低下することにより、手足の指に屈曲した拘縮を起こす症状。

と

糖尿病性ケトアシドーシス

インスリンが絶対的に欠乏すると、脂肪代謝が亢進しケトン体が血中に増える。その結果、血液が酸性に傾いた状態。悪化すると昏睡状態に陥る。

トラヘルパー

経皮的気管穿刺針のことで、穿刺針の外筒にチューブがついている。気道確保ができない緊急時に、輪状甲状間膜に穿刺する。

は

パイロットバルブ

電気制御で液体などの流れをコントロールする。制御信号で電磁弁を駆動させて、主回路の弁を油圧や空気圧で動かすのがパイロット式。

ハフィング

強制呼出手技ともいい、気道の下部に貯留している痰などを、強制的に息を吐くことを繰り返し、気道の上部に移動させる自己排痰法の一つ。

ひ

ヒスタミン

血液や組織に存在する生理活性物質。活性化すると、血管拡張、不随意筋の収縮、アレルギー反応などを起こす。血圧や痛みの調節にも関与。

非ステロイド性抗炎症薬

炎症や鎮痛・解熱に効果のある薬のうち、ステロイド系ではないもの。末梢に働きかけて痛みを緩和させたり、中枢に働いて解熱させる。

ふ

フィブリン（フィブリノーゲン）

血液凝固にかかわる繊維状タンパク質。血漿の中に溶けている糖タンパクで、フィブリンの元であるフィブリノーゲンが、トロンビンという因子の作用により血餅となって傷口をふさぐ。

プローブ

パルスオキシメーターなどの電子測定器で、測定する場所に接触させるセンサー。

へ

ヘマトクリット値

血液中の血球体積の割合のことで、血液の濃縮度を示す。基準値は男性40～52%、女性で35～47%。値が低ければ血液が薄く、高ければ血液が濃くドロドロした状態といえる。

ほ

放散痛

病因とは異なる部位に拡散して出現する痛み。

ま

末梢血管床

末梢血管の表面積のこと。

み

ミニトラック

輪状甲状間膜穿刺と言い、気管に5mm程度の穴を開け、チューブを気管内に入れる方法。緊急時に実施される場合が多い。

も

モリソン窩

右腎と壁側腹膜で形成されるくぼんだ部分のこと。

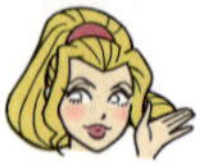

索引

す

せ

そ

た

て

と

な

デザイン　mocha design（岡　睦、大矢和音）
イラスト・マンガ　森マサコ
編集　藤田紀子、物語社、ベル・プロダクション（鈴木幸雄、後藤鈴子）
DTP作成　タクトシステム株式会社
図版作成　マナ・コムレード
Special Thanks　ナース専科コミュニティ会員の皆さん

ナース専科ポケットブックシリーズ③
753人のナースが実際に聞かれて困った！

日常ケアのエビデンス

2013年 5月27日　第1版第1刷
2014年 5月 1日　第1版第2刷
2015年12月 1日　第1版第3刷

執筆・監修
道又元裕　杏林大学医学部付属病院　看護部長
露木菜緒　杏林大学医学部付属病院　集中ケア認定看護師

発行人
後藤夏樹

発行
株式会社エス・エム・エス
〒105-0011
東京都港区芝公園2-11-1　住友不動産芝公園タワー
●内容に関するお問い合わせ先
TEL.03-6721-2472（編集）

発売
株式会社インプレス
〒101-0051
東京都千代田区神田神保町一丁目105番地
TEL.03-6837-4635（出版営業統括部）
●乱丁本・落丁本のお取り換えに関するお問い合わせ先
インプレスカスタマーセンター
TEL.03-6837-5016／FAX.03-6837-5023
乱丁本・落丁本はお手数ですがインプレスカスタマーセンターまでお送りください。送料弊社負担にてお取り替えさせていただきます。但し、古書店で購入されたものについてはお取り替えできません。
●書店／販売店のご注文窓口
株式会社インプレス　受注センター
TEL.048-449-8040／FAX.048-449-8041

印刷所
大日本印刷株式会社

Printed in Japan
ISBN978-4-938936-84-6